Dr. med. Dipl. theol. Manfred Lütz ist Psychiater, Psychotherapeut, Kabarettist und Theologe. Geboren 1954 in Bonn, studierte er Medizin, Philosophie und katholische Theologie in Bonn und Rom. Von 1997 bis 2019 war er Chefarzt des Alexianer-Krankenhauses in Köln. Er ist gern gesehener Gast von Talkshows und nimmt in Kolumnen und Artikeln immer wieder zu aktuellen Themen Stellung.

Otto Kernberg, geboren 1928 in Wien, ist ein international renommierter Psychiater und Psychotherapeut, der nach seiner Emigration, zuerst nach Chile, dann in die USA, lange an der Cornell University in New York wirkte. Er wurde mit zahlreiche Auszeichnungen geehrt und hat grundlegende Schriften zur Borderline-Persönlichkeit und zum pathologischen Narzissmus veröffentlicht.

Was hilft Psychotherapie, Herr Kernberg? in der Presse:

»Otto Kernberg gehört zu den berühmtesten Psychiatern der Welt. Bestseller-Autor Manfred Lütz hat ihn für ein Buch getroffen.« *stern*

Außerdem von Manfred Lütz lieferbar:

Neue Irre!
Wie Sie unvermeidlich glücklich werden
Solange wir leben. Leben nach Auschwitz (mit Jehuda Bacon)
Als der Wagen nicht kam (mit Paulus van Husen)

Manfred Lütz

Was hilft Psychotherapie, Herr Kernberg?

Erfahrungen eines berühmten Psychotherapeuten

PENGUIN VERLAG

FSC
www.fsc.org
MIX
Papier | Fördert gute Waldnutzung
FSC® C014496

Penguin Random House Verlagsgruppe FSC® N001967

1. Auflage 2024

Dieser Titel erschien erstmals 2020 im Herder Verlag, Freiburg im Breisgau.
Covergestaltung: Büro Jorge Schmidt, München
Covermotiv: © Josefine Lütz
Druck und Bindung: GGP Media GmbH, Pößneck
Printed in Germany
ISBN 978-3-328-11105-4
www.penguin-verlag.de

Inhalt

Einleitung – Zwei Überraschungen und Nägel mit Köpfen

»Das ist Kay!« Mit diesem Satz begrüßte mich Otto Kernberg am Köln-Bonner Flughafen, indem er mir strahlend seine Begleiterin vorstellte. Ich war ziemlich aufgeregt und hatte diesen Besuch akribisch vorbereitet. Denn Otto Kernberg war schon damals der wohl berühmteste Psychotherapeut der Welt, hatte unzählige Bücher publiziert, die in viele Sprachen übersetzt worden waren. Für seinen Vortrag in unserer psychiatrischen Klinik hatten sich mehrere hundert Interessenten angemeldet, der große Saal würde aus allen Nähten platzen. Und jetzt das! Ich wusste, dass vor zwei Jahren Paulina Kernberg, seine geliebte Frau, gestorben war und dass er darunter sehr gelitten hatte. Lange war er für Vorträge nicht erreichbar und ich war ganz glücklich, dass es gelungen war, ihn wieder von New York nach Europa zu locken. Doch da stand nun plötzlich Kay vor mir, fröhlich, herzlich und ebenso strahlend … – aber ich hatte nur ein Einzelzimmer vorbereiten lassen. »Ich muss gerade nochmal kurz telefonieren.« Gott sei Dank erreichte ich jemand Zuständigen im Alexianer-Krankenhaus: »Wir brauchen dringend und ganz schnell ein zweites Bett …«, flüsterte ich in mein Handy. Als wir zwanzig Minuten später im Krankenhaus eintrafen, war bereits alles gerichtet und mir fiel ein Stein vom Herzen. Das war meine erste Begegnung mit Otto Kernberg. Als ich beiden das später amüsiert erzählte, war es ihm ganz peinlich, weil er eigentlich ein unglaublich höflicher Mensch ist, er hatte mehrere Termine in Europa und Kay überall angekündigt, nur bei mir war ihm das offensichtlich durchgegangen.

Kay ist Irin, aber bereits lange in den Staaten. Schon vor über 40 Jahren hatte er sie kennengelernt. Damals war sie Krankenschwester in dem Hospital, in dem er tätig war, war ihm durch ihre aufgeweckte Art aufgefallen und er hatte sie motiviert, noch Psychologie zu studieren und Psychotherapeutin zu werden. Kay wurde eine enge Freundin von Otto und Paulina Kernberg und irgendwann nach dem Tod von Paulina entwickelte sich dann diese unglaublich herzliche und vitale Beziehung. Ganz offen und fast mit Tränen in den Augen schilderte mir der damals 79-jährige Otto Kernberg, wie glücklich er über diese Beziehung sei, vor allem, weil Paulina so eng mit Kay befreundet war und das ganz sicher auch in ihrem Sinne sei …

Dann kam die nächste Herausforderung. Otto Kernberg war einen Tag vor der Veranstaltung angereist und ich war eigentlich davon ausgegangen, dass er erstmal den Jetlag verkraften müsse, aber auf meine höfliche Frage, ob ich irgendetwas für ihn tun könne, wollte er sehr gerne ins Museum Ludwig in Köln, eines der bekanntesten Museen für moderne Kunst, das er noch nicht kannte – aber das auch ich peinlicherweise noch nie aufgesucht hatte. Was ich dann erlebte, war unglaublich, denn Otto Kernberg zeigte mir buchstäblich das ganze Museum, obwohl er noch nie da gewesen war. Mit heller Begeisterung betrat er jeden Raum, kannte sofort die Künstler, deren Werke dort zu sehen waren. Nie musste er nachschauen, wer das denn nun sei. Und er zeigte mir das nicht mit bildungsbürgerlichem Stolz auf sein Wissen, sondern eben mit echter herzlicher, geradezu ansteckender Begeisterung. Doch obwohl da ein Amerikaner einem Kölner Arzt ein Kölner Museum zeigte, ließ er in mir kein Gefühl der Peinlichkeit entstehen, denn was er sagte, war nie bloßes Wissen, sondern er sprach höchst lebendig über das, was an den Bildern wirklich berührend war. Seitdem habe ich einen anderen Zugang zur modernen Kunst. Lange dachte ich, dass er all diese – oft amerikanischen – Künstler tatsächlich persönlich kannte, doch erst später erfuhr ich, dass er zumeist nur ihre Kunst kannte, aber die eben ganz von Herzen.

Das restlos überfüllte Seminar und der öffentliche Vortrag, zu dem viele von weit her angereist waren, wurden dann ein voller Erfolg. Otto Kernberg ist nämlich zu allem Überfluss noch ein glänzender Redner, der die Zuhörer mit manchmal fast komödiantischen Einlagen unterhalten, aber dann auch durch klare und praktische Hinweise fesseln kann. Vor allem springt der Funke deswegen über, weil da ein begeisterter Therapeut steht, der engagiert und mit vollem Einsatz um seine schwer gestörten Patienten ringt. Nie macht er sich über Patienten lustig, aber es bereitet ihm bisweilen diebische Freude, streng gläubige Psychoanalytiker mit kleinen psychoanalytischen Ketzereien zu verschrecken oder gar mit dem für solche Leute geradezu unerhörten, amüsiert vorgebrachten Satz: »Hier irrte Freud.« All das in seinem so angenehmen Wiener Akzent.

Abends hatte ich ihn und Kay dann noch zusammen mit Fachkolleginnen und -kollegen zum Abendessen zu uns nach Hause eingeladen. Und da entpuppte er sich nach einem eigentlich doch anstrengenden 7-Stunden-Tag als ungemein aufgeweckter und unaufdringlich gescheiter Gesprächspartner, der zum Beispiel die politische Situation in Amerika kundig und klug analysierte, aber vor allem höchst interessiert – nicht bloß höflich, sondern wirklich interessiert – unsere Meinung zu politischen und gesellschaftlichen Fragen wissen wollte. Erst spät am Abend verabschiedeten sich die Gäste und man blieb zurück mit dem Gefühl, einen wirklich erfüllten Abend mit einem unglaublich liebenswürdigen und klugen Menschen verbracht zu haben.

Ich habe Otto Kernberg dann etwa alle zwei Jahre nach Köln zum Alexianer-Therapieforum eingeladen und es war immer ein Höhepunkt des Jahres. Als er im Oktober 2019 wieder bei uns war, hatte er gerade seinen 91. Geburtstag hinter sich, aber war wie eh und je spritzig und von unermüdlicher Ausdauer. Inzwischen unterhielten wir uns sehr vertraut auch über Tiefergehendes und Grundsätzliches und da kam mir der Gedanke, ob er nicht ein Buch über sein Leben schreiben, die Bilanz seiner psychotherapeutischen Erfahrungen ziehen und auch zu all den spannenden Fragen Stellung nehmen wollte, über die wir jenseits der Veranstaltungen höchst interessante Gespräche führten. Trotz der vielen Bücher, die er geschrieben hatte, gab es merkwürdigerweise so gut wie nichts zu seinem Leben. Das schaffe er zeitlich nicht, war seine Antwort, er habe noch so viele Projekte … Ob er denn stattdessen zu einem Dialogbuch bereit sei? Da sagte er mir sofort zu und auch Kay war gleich begeistert von dem Projekt. Wir machten Nägel mit Köpfen und so flog ich schon am 30. Januar 2020 mit meiner Tochter Josefine, die für die Technik zuständig war, nach New York.

Fünf Stunden redeten wir am Freitag, dem 31. Januar nachmittags in seiner Praxis miteinander, dann am Samstag insgesamt acht Stunden lang in seiner Wohnung und am Sonntag nochmal neun Stunden bis abends spät, weil wir nachmittags noch Fotos machen mussten. Danach habe er noch, wie ich nachher von ihm erfuhr, bis 2 Uhr nachts den nächsten Tag vorbereitet. Denn Montag morgens war er wieder pünktlich bei der Arbeit, um per Skype Supervision mit einer chinesischen Therapeutengruppe zu machen, anschließend noch mit einer uruguayischen, einer chilenischen und einer kanadischen, nachmittags dann zwei Stunden Forschung und am Ende noch Patientengespräche, ein 12-Stunden-Tag ohne Mittagspause, und das an fünf Tagen die Woche. Unfassbar! Das sei für ihn nicht anstrengend, sagte er auf meine Frage, denn er liebe diese Arbeit, er interessiere sich vor allem so sehr für Menschen, man könne da so viel lernen. Und seine Augen strahlten, als er das sagte. Am 5. Februar morgens trafen wir uns nochmal für ein paar Fragen und Fotos in seinem Büro. Da ließ er sich sogar auf den Scherz ein, erstmals auf seiner eigenen Analytikercouch zu liegen. Der Abschied war wieder unglaublich herzlich und dann ging es für uns abends zurück nach Europa.

Ich werde diese Tage nie vergessen, denn was ich da erlebte, war geradezu atemberaubend. Das betraf schon allein das Pensum. An den Abenden luden Kay und Otto Kernberg uns noch zum Essen ein. Da diskutierten wir dann munter weiter, manchmal fast bis Mitternacht. Und morgens war er wieder fit und guter Dinge. Überhaupt war seine Liebenswürdigkeit berührend: Es gelang mir de facto nie, nach ihm durch eine Tür zu gehen, er ließ mich und meine Tochter immer vorgehen – bis ich schließlich jeden Widerstand aufgab.

Was mich aber wirklich überwältigte, war der Inhalt unseres Gesprächs. Ich wusste, dass es spannend werden würde, aber was ich dann erlebte, übertraf jede Erwartung. Otto Kernberg war rückhaltlos offen, offenbarte mit größter Selbstverständlichkeit höchst Persönliches, was öffentlich bisher niemandem bekannt war, und diese Offenheit ließ das Gespräch immer wieder existenzielle Tiefen erreichen. Ich hatte natürlich Fragen vorbereitet, die er auch beantwortete, aber dann geschah es mitunter plötzlich, dass sich ein existenzieller Dialog zwischen uns entspann, ich meine Fragen weglegte, sagte, was ich selber dazu dachte, berührt war von dem, was er sagte, und innehielt. Auch er gab keine fertigen Antworten, sondern reagierte spontan, argumentierte, wollte Argumente hören. Das betraf zum Beispiel die Fragen nach der Existenz Gottes und danach, ob es so etwas wie ein ewiges Leben gibt. Diese Passagen, in denen er mich mit unerwarteten Überzeugungen überraschte oder er plötzlich seine Meinung änderte, habe ich stehengelassen, damit der Leser das sozusagen live miterleben kann. So entstand eine unglaublich dichte Atmosphäre. Ich erwischte mich sogar dabei, seine Reaktionen zu deuten, und er ließ es zu, was zu einem immer tieferen Verstehen führte. Ich hoffe, dass das auch im Buch zu spüren ist. Bei den Fragen nach den Geheimnissen einer guten Partnerschaft, nach dem Glück, aber auch nach einer erfolgreichen Psychotherapie konnte er aus seiner reichen, über 65-jährigen Erfahrung als Psychotherapeut schöpfen. Was ist wirklich sinnvoll in der Psychotherapie und was ist Unsinn, das sind Fragen, die viele Menschen brennend interessieren, und kaum jemand kann diese Fragen kompetenter beantworten als Otto Kernberg.

Und dann hörte ich gebannt zu, als er erzählte, wie er als Neunjähriger beim triumphalen Einzug Hitlers in Wien noch arglos am Straßenrand gestanden und inmitten der rauschhaft begeisterten Menge »Heil Hitler« gerufen hatte, als der im offenen Wagen vorbeifuhr. Doch stockte mir der Atem, als er berichtete, wie er wenig später reglos dabeistehen musste, als Jugendliche seinen Vater als Juden attackierten, und wie er wieder wie angewurzelt dastand, als SA-Leute seine Mutter spontan zwangen, das Trottoir auf Knien zu putzen unter den hämischen Zurufen zufällig vorbeikommender Passanten. Im letzten Moment gelang dann die abenteuerliche Flucht über Italien nach Chile. Und als er erzählte, wie er es auch in Chile erleben musste, plötzlich aus heiterem Himmel als Arzt von einem einflussreichen Kollegen antisemitisch beleidigt zu werden, da bekam er ganz kurz feuchte Augen. Es erschütterte ihn so sehr, dass er jetzt auch in seiner neuen

Heimat solcher Feindseligkeit begegnete, dass er sich Hals über Kopf entschloss, samt seiner Familie mit einem Stipendium in die USA zu gehen.

Wie er später zum berühmtesten noch lebenden Psychotherapeuten der Welt wurde mit unzähligen Veröffentlichungen, Vorträgen rund um den Globus und zahlreichen internationalen Ehrungen, das erzählte Otto Kernberg nicht von sich aus, das musste ich ihn fragen. Und dann kam er unvermittelt auf internationale Missbrauchsskandale der Psychoanalyse zu sprechen, die bisher der Öffentlichkeit nicht bekannt sind und in denen er als weltweite Autorität um Hilfe gebeten wurde. Schließlich ist da natürlich noch der ungeheure Reichtum an Psychotherapieerfahrung, sind da die spannend erzählten Patientengeschichten. Wer hat schon jemals über 65 Jahre lang Patienten behandelt, konnte in seiner Kindheit Freud begegnen und kennt die Entwicklung der Psychotherapie seitdem aus nächster Anschauung? Otto Kernberg ist in gewisser Weise ein »Entdecker« der Borderline-Störung, hat jedenfalls so viel über diese schwere psychische Störung publiziert, dass man sich dazu wissenschaftlich nicht äußern kann, ohne ihn zu zitieren. Und er ist weltweit wohl der größte Experte für narzisstische Persönlichkeitsstörungen. Schließlich spricht er sich zwar gegen Ferndiagnosen aus, hat aber klare Meinungen zu Donald Trump und anderen Politikern, eingebettet in kluge politische Analysen. Am Ende habe ich noch erfahren, was ihn an Kunst so ergreift, und habe so besser verstanden, was ich damals im Museum Ludwig erlebt hatte.

Alle 22 Stunden unseres Gesprächs wurden aufgenommen und später abgetippt. Ich habe diese Texte so redigiert, dass das Buch für jeden Leser interessant ist und spannend bleibt. Deshalb wurden allzu fachliche Passagen weggelassen, die man ja in seinen zahlreichen Büchern nachlesen kann. Den redigierten Text habe ich dann Otto Kernberg zur Autorisierung geschickt mit dem Hinweis, dass er hemmungslos alles ändern kann, was er so nicht publizieren will. Aber er hat davon so gut wie keinen Gebrauch gemacht. Deswegen findet sich hier nun die faszinierende, aber auch unterhaltsame authentische Bilanz des 91-jährigen Lebens eines wirklich großen Menschen und ich hoffe, dass die Leserinnen und Leser wie ich spüren können, welch reiche Lebenserfahrung und Lebensweisheit aus diesen Zeilen spricht.

Abschließend sei noch ein Hinweis gestattet: Da das deutsche Publikum von einem anständigen Buch immer ein gewisses Maß an Unverständlichkeit erwartet, könnte hier ein Problem auftreten. Denn ich habe Otto Kernberg immer wieder gebeten, für einen gebildeten Metzger verständlich zu reden, und das hat er dann tatsächlich getan. Wer so etwas niveaulos findet und sich nach Fremdwörtern und Zitaten sehnt, dem seien die zahlreichen Fachbücher empfohlen, die Otto Kernberg publiziert (veröffentlicht) hat. Allerdings entgeht ihm dann vielleicht doch das Wesentliche, denn das Wesentliche ist letztlich einfach und es ist meine feste Überzeugung, dass all das, was ein Metzger nicht versteht, nicht wichtig ist im Leben. Natürlich braucht man eine Fachsprache, um Fachdiskussionen zu führen, aber was an einer solchen Diskussion am Ende relevant ist, das muss man auch in normalem Deutsch sagen können. Tatsächlich ist es oft intellektuell viel herausfordernder, das Wesentliche einfach und verständlich zu sagen, als mit wohlbekannten Fremdwörtern um sich zu werfen. Und wenn Otto Kernberg tiefe Weisheiten einfach und allgemeinverständlich von sich gab, dann leuchteten seine Augen besonders hell auf, dann war er ganz bei sich und ganz bei den Menschen, denen er etwas sagen will. Dann war er bei Ihnen, liebe Leserinnen und Leser.

Bornheim, September 2020
Manfred Lütz

1. Was ist die Seele, Herr Kernberg? – »Otto, Du Arschloch!«. Erlebnisse eines alten männlichen Kängurus

Manfred Lütz: Professor Kernberg, Sie behandeln seelische Erkrankungen. Was ist die Seele für Sie?

Otto Kernberg: Für mich ist die Seele alles, was der Mensch erlebt, was er als etwas von ihm stammend erkennt, Gedanken, Wünsche, Fantasie, Erinnerungen, Gefühle, Pläne, moralische Einstellungen, Ideale …

Aber gibt es sie wirklich? Kann man sie fassen? Man hat sie ja mal im Zwerchfell lokalisiert oder im Gehirn …

Die Seele ruht auf biologischen Voraussetzungen, auf Gehirnstrukturen und Neurotransmittern, die in einem gegebenen Moment die Fähigkeit zeigen, zu fühlen. Also wir fühlen, und gleichzeitig entdecken wir im Laufe der Zeit, dass wir es sind, die da fühlen, dass dieses Gefühl nur uns gehört. Unser Gehirn hat aber die Fähigkeit, nicht nur innere Gefühle zu erkennen, sondern auch die äußere Realität, und zwar durch Sinnesorgane: Augen, Ohren, Nase, Mund, Haut. So bekommen wir einen Eindruck von der Welt, die uns umringt, und gleichzeitig erkennen wir, dass wir eine innere Welt haben, die auf Gefühlen basiert. Gefühle sind die grundlegenden Aspekte der Seele, auf die sich dann Beziehungen mit anderen Menschen aufbauen, realistische und fantastische, gute und böse. Und so erleben wir dann zwar uns selbst als von allen anderen unterschieden, zugleich aber erleben wir uns von vorneherein in Beziehung zu anderen wichtigen Personen unseres Lebens, sodass wir von einer inneren Welt umringt sind, die zu unserer Seele gehört.

Dann würden Sie sagen, es gibt gar nicht die vereinzelte Seele, sondern es gibt eine Seele eigentlich nur in Beziehung.

Genau, das meine ich. Ich gestehe Ihnen, ich interessiere mich sehr für die biologischen Grundlagen der Entwicklung der Seele und für mich ist faszinierend, dass das Gehirn so gestaltet ist, dass wir schon genetisch den Drang oder die Versuchung spüren, die Welt um uns herum kennenzulernen und zu unterscheiden, was wir sind und was die für uns wichtigen anderen sind. Das heißt also, schon biologisch sind wir auf eine soziale Welt ausgerichtet. Das ist eine der interessantesten Erkenntnisse der Hirnforschung. Es ist also eine kreative Entwicklung, die vom Biologischen zum Seelischen führt, und dieses Seelische entwickelt sich dann weiter in tiefere Beziehungen zu anderen, in Veränderungen unserer selbst als eine Konsequenz aus diesen tiefen Beziehungen, in die Entwicklung des Verstehens für diese anderen, damit diese Beziehungen gut, gerecht, schön und wahr sein können. Also ausgehend von biologischen Grundlagen entwickelt sich eine rein innerpsychische Realität, die sich in sich selbst weiterentwickelt und schließlich zu Wertsystemen, philosophischen und religiösen Einstellungen führt.

Warum braucht man Psychotherapie? Jahrtausendelang ging es auch ohne sie.

Ich weiß nicht, ob das stimmt. Psychotherapie als eine Behandlungsmethode, das natürlich ist eine moderne Entwicklung. Aber es gab aus meiner Sicht schon Psychotherapie von allem Anfang an. Es wurde nur nicht mit dem Namen Psychotherapie bezeichnet. Es begann mit magischen Einstellungen gegenüber Menschen, die irgendwie nicht normal erschienen, die Probleme hatten, die psychisch litten, die, wie wir heute sagen würden, depressiv waren, unrealistische Angst zeigten und bei denen reifere, mit Intuition begabte Menschen als verstehende und beratende Freunde halfen …

Dass ein Gespräch eines Freundes in einer Krise einem Menschen helfen kann, das hat es sicher immer schon gegeben, aber ich sehe immer einen Unterschied zwischen dem existenziellen Gespräch mit einem Freund und einem methodischen Gespräch, denn das ist für mich Psychotherapie. Genauer nachgefragt also: Freunde gibt es ja auch heute und es gibt menschliche Zuwendung. Warum aber braucht man aus Ihrer Sicht methodische Psychotherapie?

Weil unser Verstehen der psychologischen Entwicklung des Menschen uns dazu gebracht hat, zu erkennen, dass sehr oft beängstigendes, unrealistisches Erleben und Verhalten auf tiefen Gründen beruhen, die in den frühen Jahren des Lebens Probleme erzeugten. Und die Kenntnisse dieser tiefen Ebene der menschlichen Entwicklung erlauben es ausgebildeten Psychotherapeuten, Menschen zu helfen, ihre Probleme durch Einsicht in die im Allgemeinen unbewussten, unbekannten Ursachen ihres psychischen Leidens im Gespräch zu lösen.

Das ist der psychoanalytische Ansatz und Sie sind ja Psychoanalytiker. Aber Sie reden auch immer sehr wertschätzend über andere Psychotherapieverfahren, zum Beispiel über die Verhaltenstherapie, die Sie gut kennen. In diesem Sinne noch einmal ganz allgemein gefragt: Warum braucht man ganz generell Psychotherapie? Warum reichen nicht mitfühlende Gespräche mit lebenserfahrenen, weisen Menschen, mit liebenswürdigen Freunden?

Weil es in den frühen Entwicklungsjahren des Menschen durch gegensätzliche psychologische Bedürfnisse und Erfahrungen zu einer Verzerrung des Verhaltens des Menschen, der Einsicht von sich selbst und von anderen kommen kann, die als solche Verzerrungen nur erkannt werden können, wenn man weiß, wie diese problematischen Entwicklungen entstanden sind und sich entwickelt haben. Und das gilt nicht nur aus psychoanalytischer Sicht. Denn – wie Sie ganz richtig sagen – Psychotherapie kann, wenn man kleinere Schulen weglässt, grob eingeteilt werden in Verhaltenstherapie und psychodynamische bzw. psychoanalytische Psychotherapie. Verhaltenstherapie interessiert sich vor allem für abnormales Verhalten des Menschen, aber auch für abnormales Denken und abnormales Fühlen. Die Ursache dafür sieht auch sie insbesondere in frühen Erfahrungen und Beziehungen, in dem Punkt sind wir uns einig.

Können Sie mal kurz für einen Laien den Unterschied zwischen diesen beiden großen Therapierichtungen beschreiben?

Verhaltenstherapeuten setzen direkt bei den aktuellen abnormalen Auswirkungen dieser frühen Erfahrungen an. So genannte kognitive Verhaltenstherapeuten gehen dabei direkt auf das bewusste Verhalten, Denken und Fühlen ein. Sie versuchen, das intelligente Verstehen des Menschen zu benutzen, um den Patienten Methoden beizubringen, die ihnen helfen, exzessive Gefühle zu kontrollieren und zu unterbrechen, ihre Gedanken zu verändern, besser zu ordnen, und ihr Verhalten zu normalisieren. Im Gegensatz dazu sind psychoanalytische Psychotherapeuten an tieferen unbewussten Konflikten auf dem rein seelischen Gebiet des Erlebens des Menschen interessiert, die sich auf Verhalten, Denken und Fühlen auswirken. Sie versuchen, in die Tiefe dieser problematischen frühen Erfahrungen und Beziehungen zu gehen und auf diese Weise Lösungen zu finden, durch die indirekt die ganze Persönlichkeit des Menschen von diesen Verstrickungen und Beschränkungen befreit wird. Psychoanalytische Psychotherapeuten schauen also auf tiefe, unbewusste Gründe der jetzigen Probleme.

Wann braucht ein Patient denn aus Ihrer Sicht einen Verhaltenstherapeuten und wann einen Psychoanalytiker?

Praktisch bekämpfen sich diese zwei Orientierungen genauso wie alle Spezialisten in allen Wissenschaften. Je näher ihr Arbeitsfeld beieinanderliegt, desto mehr bekämpfen sie sich. Deshalb ist es manchmal für einen normalen Menschen schwer, sich zu entscheiden, was er tun soll. Auf eine einfache Formel gebracht: Wenn das Problem im Verhalten,

Fühlen und Denken beschränkt ist auf gewisse konkrete abnormale Einstellungen oder Verhaltensweisen, dann sollte man es zunächst einmal mit kognitiver Verhaltenstherapie versuchen und das reicht dann auch sehr oft. Verhaltenstherapie ist sehr direkt und praktisch und kann in relativ kurzer Zeit Verhaltensprobleme lösen. Wenn ein Patient zum Beispiel Angst vor Spinnen, Flugangst oder Platzangst hat und er funktioniert ansonsten sehr gut, wäre mein erster Schritt eine kognitive Verhaltenstherapie. Wenn das beim ersten Verhaltenstherapeuten nicht klappt, würde ich es nochmal bei einem anderen versuchen. Und erst wenn das auch nicht funktioniert, würde ich an eine psychoanalytische Behandlung denken. Ich habe das klare Prinzip: Wenn man bei einem isolierten Symptom schnell helfen kann, dann schnell helfen! Ich bin sehr kritisch Psychoanalytikern gegenüber, die jeden Patienten sofort ausmessen, ob er auf ihre Couch passt, und wenn er passt, dann muss er eine Psychoanalyse bekommen. Nur wenn das Problem eines Menschen wirklich auf seiner ganzen Einstellung zu sich selbst und zur menschlichen Umwelt beruht, wenn es also ein schweres Versagen in den hauptsächlichen Gebieten des täglichen Lebens gibt, das heißt in Arbeit und Beruf, in Liebe und Sexualität, im sozialen Leben, in der Kreativität, wenn also diese Felder schwer belastet sind und Patienten sich da schwer gehemmt oder ganz chaotisch verhalten, ist im Allgemeinen eine psychoanalytische Psychotherapie besser.

Die Forschung ist sich ja einig, dass für den Erfolg einer Psychotherapie nicht bloß die verwendete Methode wichtig ist, sondern ganz unabhängig davon die Persönlichkeit des Therapeuten. Sie haben in ihrem langen Berufsleben extrem viele Psychotherapeuten kennengelernt, supervidieren noch heute Woche für Woche Psychotherapeuten auf der ganzen Welt. Was unterscheidet aus Ihrer Sicht gute von schlechten Psychotherapeuten?

Erstens muss ein guter Psychotherapeut gute, vertiefte technische Kenntnisse haben, und zwar nicht nur von seiner eigenen Schule. Er muss also etwas über Psychoanalyse wissen, aber ebenso über kognitive Verhaltenstherapie. Gute Therapeuten sollen aber auch immer auf dem aktuellen Stand der Wissenschaft sein, sodass der Patient das

Gefühl hat, es wird ihm wirklich das geboten, was für ihn wichtig und richtig ist. Und dann zeichnet sich ein guter Psychotherapeut natürlich durch Ehrlichkeit, Gewissenhaftigkeit und Verantwortlichkeit aus, selbstverständliche Anforderungen für jeden Beruf. Außerdem sollten Psychotherapeuten Fingerspitzengefühl zeigen, das heißt echtes Einfühlungsvermögen und Interesse für das haben, was im anderen Menschen vorgeht. Andererseits muss ein guter Psychotherapeut auch negative Gefühle und schwierige Verhaltensweisen der Patienten ertragen, zum Beispiel Aggressionen, die auf ihn zielen, ohne dabei den Wunsch, zu helfen, zu verlieren. Er muss die Liebe zum Menschen behalten können, selbst wenn er es mit sehr schweren und manchmal nahezu Abscheu erregenden Entwicklungen von Patienten zu tun hat. Schließlich ist auch wichtig, nicht zwanghaft und rigide eine Therapie einfach durchzuziehen und den Patienten auf diese Weise, ohne genauer hinzuschauen, einer schematischen Therapie sozusagen zu unterwerfen, sondern eine gewisse Flexibilität zu zeigen und sich jeden Fall immer wieder anzusehen mit der Frage, ob es nicht doch ganz anders sein könnte …

… also bereit zu sein, eigene Hypothesen immer wieder zu verändern …

Ja, genau. Wichtig ist also: Wissen, Ehrlichkeit, authentische Wärme, Interesse für Menschen, Empathie und die Fähigkeit, sich anzupassen, und die eigenen Fehler zu erkennen und von ihnen zu lernen.

Jetzt haben Sie gesagt, was gute Psychotherapeuten auszeichnet. Sie haben auch schlechte Psychotherapeuten erlebt, nehme ich an …

Ja, selbstverständlich.

Können Sie einmal, ohne Namensnennung natürlich, so jemanden schildern und an diesem Beispiel beschreiben, was Sie schlecht fanden? Sie sprechen normalerweise nicht schlecht über Menschen, das weiß ich. Aber es ist ja manchmal lehrreich, an einem abschreckenden Beispiel zu lernen, was richtig ist …

Ich gebe Ihnen ein Beispiel: Während der chilenischen Regierung Salvador Allendes waren die Analytiker politisch scharf gespalten. Die einen, das waren die Sozialisten, die zur Regierung hielten, auf der anderen Seite standen die Christlich-Sozialen, die dagegen waren. Ein Ausbildungskandidat, der Psychoanalytiker werden wollte, war in Lehranalyse, er musste sich also wie üblich selber von einem Lehranalytiker psychoanalysieren lassen. Nun war der Kandidat aber christlich-sozial und der Lehranalytiker war Sozialist. Als der Kandidat nun seinem Lehranalytiker sagte: »Morgen komme ich nicht zu meiner Stunde, denn wir gehen auf eine Ärztedemonstration gegen die Regierung«, reagierte der Lehranalytiker mit der Bemerkung: »Sie unterwerfen sich jetzt dem kapitalistischen Über-Ich, das Sie zwingt, zu diesem Streik gegen die sozialistische Regierung zu gehen.« Darauf der Kandidat: »Ich komme hierher, um mich psychoanalysieren zu lassen, und nicht, um Politik zu machen.« Daraufhin wurde der Analytiker ganz böse, die politische Diskussion ging weiter und der Lehranalytiker sagte am Ende der Stunde: »Ich glaube, wir werden unsere Behandlung nicht fortsetzen können.« Das ist ein Beispiel für schädliche ideologische Voreingenommenheit und Rigidität. Wenn Psychotherapeuten wegen ihrer eigenen Persönlichkeitsprobleme ihre Patienten nicht gut behandeln, ist das wirklich schlimm, aber natürlich auch, wenn sie keine richtigen Kenntnisse haben und deswegen falsche Behandlungen vorschlagen. Das größte Problem aber ist immer mangelndes Einfühlungsvermögen in die Patienten.

Wir haben jetzt viel darüber gesprochen, was Gründe sein können für eine Behandlung, Sie haben auch schon angedeutet, was in den verschiedenen Therapieformen passiert. Aber jetzt nochmal ganz allgemein gefragt: Was hilft Psychotherapie, Herr Kernberg?

Man kann durch Psychotherapie Probleme lösen, die von unbewussten Konflikten herstammen und die das Verhalten immer wieder massiv beeinflussen, sodass das Leben des Menschen, das Glück des Menschen, der Erfolg des Menschen, seine Lebenszufriedenheit schwer gefährdet sind. Diese Probleme können dazu führen, dass sich sogar vernünftige, intelligente, schwer arbeitende, verantwortungsvolle Menschen in manchen Beziehungen wie verrückt verhalten, sich selbst und anderen schwer schaden.

Und was ist aus Ihrer Sicht dann der Erfolg einer Psychotherapie?

Dass man die Gründe für dieses störende Verhalten durch die Technik des Psychoanalytikers, das Unbewusste bewusst zu machen, kennenlernt und sich dadurch die störenden psychischen Mechanismen, die einem normalen Verhalten im Wege stehen, mit der Zeit auflösen. Ich gebe Ihnen ein Beispiel: Ich hatte eine Patientin, die von ihrer Mutter als Strafe immer schwer geschlagen wurde, sodass sie überall grüne und blaue Flecken aufwies und nicht zum Turnen gehen konnte. Sie hatte einen warmherzigen, aber passiven Vater, der die Mutter machen ließ, was sie wollte. Diese Patientin entwickelte nun eine schwere Persönlichkeitsstörung mit Wutanfällen, sexueller Promiskuität, Drogenabhängigkeit. Sie war ein hoch intelligentes Mädchen gewesen, das auf dem Gymnasium noch eine sehr gute Schülerin war, aber dann auf der Universität vollkommen versagte. Sie entwickelte schwere Depressionen, schweres suizidales Verhalten, lag nach Suizidversuchen mehrere Male tagelang im Koma. Diese Patientin also kam zu mir in Behandlung. Und in der psychoanalytischen Psychotherapie entwickelte sie bei mir ein Verhalten, das zuerst vollkommen chaotisch schien, aber sich dann entpuppte als ein Schwanken zwischen zwei Extremen: Einerseits behandelte sie mich so, als sei ich der beste Psychotherapeut der Welt, der sie verstehe und bei dem sie alle Probleme viel besser begreifen konnte. Also ich war da für sie ganz und gar perfekt. Andererseits gab es andere Momente, in denen sie mich als den kältesten, verständnislosesten, sadistischen, grausamen Psychotherapeuten sah, dem es Freude machte, sie zu triezen. Während der Stunden griff sie mich dann an, weil sie den Eindruck hatte, dass ich sie beleidigte, mich über sie lustig machte, was natürlich gar nicht stimmte. Wenn ich ein paar Minuten verspätet war und auch wenn ich einmal einen Termin verschieben musste, waren das für sie Verbrechen, die sie nicht tolerieren konnte. Entsprechend verhielt sie sich, versuchte, mir das Telefon an den Kopf zu werfen, schrie mich an. Am Abend wartete sie auf mich bei meinem Auto und brüllte so laut, dass es über den ganzen Spitalhof zu hören war: »Otto, du Arschloch!« Und das war noch das Freundlichste. Im Laufe der Behandlung wurde ihr langsam klar, dass diese extrem gegensätzlichen Beziehungen zu mir die Beziehungen mit ihrer Mutter darstellten: Einerseits sah sie in mir ihre schreckliche Mutter und sich selber als gequältes Kind und umgekehrt: Indem sie ihre rasende Mutter wurde, war nun ich das gequälte Kind. Dann wieder erlebte sie mich wie die ersehnte, perfekte Mutter und sich selber als das beschützte Kind. Oder sie war die beschützende Mutter und ich das kleine Kind. Ein Beispiel, wie sie mich als die perfekte Mutter sah: Sie sagte in einer Stunde, es wäre schön, wenn wir Kängurus wären: »Sie sind das Mutter-Känguru und ich sitze in Ihrem Beutel, schaue mich in der Welt um und bin vollkommen ruhig und sicher.« Darauf ich: »Ich verstehe das, das ist ein vollkommen normaler Wunsch. Jedes drei Monate alte Kind will so etwas mit gutem Recht.« Und sie: »Ich bin nicht drei Monate alt.« Ich: »Das ist Ihr Problem. Genau darüber müssen wir sprechen.«

Und was hat am Ende geholfen?

Im Laufe der Behandlung wurde sie fähig, zu erkennen, dass ihre wechselnden, ganz unterschiedlichen Einstellungen zu mir die unbewusste Wiederholung dieser frühen Beziehung waren und der verzweifelte Versuch, eine solche schreckliche Beziehung durch eine völlig gegensätzliche perfekte Beziehung zu ersetzen. In ihrem täglichen Leben war jede Frustration sofort ein entsetzlicher Angriff auf sie, der den Versuch auslöste, perfekte Beziehungen herzustellen, was natürlich vollkommen unrealistisch war. Und daher ihr dauernder Wechsel von einem Mann zum nächsten, und auch ihre Unfähigkeit, an der Universität zu arbeiten, weil schon die geringste Kritik von ihr als Beleidigung aufgefasst wurde. Sie erkannte also in der Therapie, dass sie bisher unbewusst versucht hatte, ein Problem auf eine Art zu lösen, die sie immer weiter in das Problem verwickelte. Dass ich jetzt aber diese ganz unterschiedlichen Beziehungen in ihrer Beziehung mit mir erlaubte und ihr dann aber erklärte, wer jetzt wer ist, ermöglichte es ihr, die Momente zu tolerieren, in denen sie diese entsetzliche Beziehung mit mir erlebte, ohne aggressiv auszuflippen, und andererseits auch die Momente zu tolerieren, wo sie die Beziehung zu mir idealisierte, während sie gleichzeitig wusste, ich bin kein perfektes mütterliches Känguru, ich bin ein sehr altes, männliches Känguru. Dieses neu gelernte Tolerieren solcher ganz unterschiedlichen Beziehungserlebnisse erlaubte es ihr, zu erkennen und dann auch zu erleben, dass ich ein und derselbe bin anstatt zwei vollkommen unterschiedliche Personen. Sie bekam also eine integrierte Sicht von mir, die es ihr ermöglichte, kleine Frustrationen von mir zu ertragen, ohne dass sie sofort in die Luft ging. Und sie konnte auch einsehen, dass ihre Erwartung, ich sei perfekt und wüsste alles, vollkommen unrealistisch war. Dadurch aber, dass sie auf diese Weise eine integrierte Sicht von mir bekam, gewann sie auch eine integrierte Sicht von sich selbst und konnte nun das, was sie in der Therapie bei mir als einem anderen erlebt hatte, auch auf andere Menschen übertragen.

Während sie am Anfang dauernd diese Spaltungen produzierte, war sie also dann am Ende richtig beziehungsfähig …

Ja. Sie war nun fähig zu heiraten, Kinder zu bekommen. Sie studierte Psychologie und bekam eine gute Position als Psychologin. Ich sah sie zehn und fünfzehn Jahre nach Beendigung der Therapie und es ging ihr sehr, sehr gut. Der Erfolg einer Psychotherapie ist das Auflösen der Symptome und der Probleme im Verhalten, in den Gefühlen, in den Beziehungen. Der Erfolg ist, ein normales Leben führen zu können.

Macht Psychotherapie glücklich? Freud hat ja mal gesagt, die Psychoanalyse sei lediglich in der Lage, »hysterisches Elend in gemeines Unglück zu verwandeln« …

Ich glaube, man muss allgemeine Zufriedenheit mit dem Leben von Glücksgefühlen, die momentane Gefühle sind, unterscheiden. Allerdings ist eine Person, die im Allgemeinen zufrieden mit dem Leben ist, auch fähig, glückliche Momente zu haben. Und in dieser Beziehung hilft Psychotherapie auch zum Glück, aber hauptsächlich führt sie zu zufriedenstellenden Beziehungen in Arbeit, in Liebe, im sozialen Leben. Ich gebe Ihnen ein Beispiel:

Da war eine Frau, die eine wichtige Funktion als Rechtsanwältin hatte, sehr hübsch war, mit vielen Männern gute Beziehungen gehabt hatte, aber nie heiraten wollte. Erst im Alter von ungefähr fünfundvierzig verliebte sie sich in jemanden, bei dem sie dann zum ersten Mal wirklich das Gefühl bekam: Den heirate ich jetzt. Es war ein beeindruckender Mann, ein Industrieller mit großem Einfluss in der Stadt und er liebte sie auch sehr. Aber nachdem sie diese Entscheidung getroffen hatte, geriet sie plötzlich wegen Kleinigkeiten mit ihm in Krisensituationen. Sie deutete sein Verhalten so, dass er ihre Wünsche nicht genügend respektiere, sie bekam Wutanfälle, reagierte aggressiv, was sich dann tagelang hinziehen konnte. Sie war hochintelligent und wusste genau, wie sie den Mann provozieren konnte. Der aber war eine starke Persönlichkeit und reagierte entsprechend. So entstand ein chronischer Konflikt. Daher wurde die Eheschließung natürlich verschoben. Drei Jahre zog sich das hin, in denen er sich nicht entscheiden konnte: Soll ich diese Frau heiraten oder nicht? Und auch sie schwankte zwischen Phasen, in denen sie ihn sehr liebte, und solchen, in denen sie dachte: Das ist ja ein unmöglicher Mensch, der liebt mich ja gar nicht. So kam sie zu mir.

Diese Frau hatte eine Mutter, die ihrerseits sehr unter entsetzlichen Wutanfällen litt. Die Patientin sagte mir, als ich sie untersuchte: »Lieber Herr Psychiater, Sie haben sicher schon viel gesehen, aber glauben Sie mir, meine Mutter, so etwas haben Sie noch nicht erlebt. Es ist als ob sie vollkommen verrückt wäre, geradezu psychotisch.« In diesem Moment kommt ein Anruf auf ihr Handy. Sie geht dran und sagt: »Hallo Mammi.« Und dann zu mir: »Wollen Sie sich das mal anhören?« Ich: »Ja, sehr gerne.« Ich nehme den Hörer und es schreit mich jemand laut an, schimpft, schreit, in der Vorstellung, dass ich die Tochter sei, zwanzig Minuten geht das so. Ich dachte erst: Was tu ich bloß, wenn sie mir eine Frage stellt? Aber sie stellte keine Frage, sie schrie nur. Ich war am Telefon und meine Patientin sah mich an. Ich übertreibe nicht, es war wirklich unglaublich. Schließlich habe ich der Patientin das Handy zurückgegeben und sie hat einfach aufgehängt. In der Behandlung wurde klar, dass diese Beziehung mit ihrer Mutter einen tiefen Einfluss auf sie hatte. Langsam stellte sich heraus, dass das Problem nicht nur ihre Mutter war, sondern auch ihr Vater, den sie idealisierte, sie hatte in ihrer Vorstellung den perfekten Vater. Dann erzählte sie aber, dass die Mutter sie in ihrer Kindheit immer wieder angeschrien hatte und der Vater dann dem kleinen Kind sagte: »Entschuldige dich!« Darauf habe sie dann reagiert: »Ich weiß nicht, warum …« Aber er insistierte immer: »Entschuldige dich, entschuldige dich, um sie zu beruhigen!« Daher entschuldigte sich die Tochter dann immer und die Mutter beruhigte sich. Der Vater unterstützte die Mutter also immer, indem er die Tochter zwang, sich zu entschuldigen. Natürlich gehorchte auch der Vater seiner Frau, folgte ihr immer auf dem Fuße und hätte ohne Erlaubnis seiner Frau keinen Finger gerührt. Meine Patientin, diese intelligente Frau, dachte, das sei vollkommen normal. Die Mutter erlaubte ihr nicht, dass sie Freundinnen besuchte, die Familie war sozial vollkommen isoliert, es war eine abnormale pathologische Familienstruktur. Dadurch entstand bei ihr der Eindruck, auf dieser Welt gebe es im Grunde nur zwei Arten von Menschen: die, die ihren Willen durchsetzen und tun können, was sie wollen, und die, die immer kuschen und ja sagen und so überleben. Und da entschied sie sich dafür, lieber jemand zu sein, der seinen Willen durchsetzt, als jemand, der immer nur kuscht. Solange sie Freunde hatte, mit denen sie eine gute sexuelle Beziehung unterhielt, mit denen sie reiste, aber mit denen Heirat kein Thema war, gab es überhaupt kein Problem. In dem Moment aber, in dem sie eine Familie gründen wollte, kam diese alte Sache wieder hoch. In der Behandlung erkannte sie dann langsam, wie tief ihre Überzeugung war, sie habe im Grunde genommen in der Beziehung immer das Recht, ihre Meinung unbedingt durchzusetzen. Das prägte so sehr alle Aspekte ihres Beziehungslebens, dass man manchmal kaum merken konnte, was eigentlich die Krisen auslöste. Wenn sie zum Beispiel sagte: »Du, es ist draußen wunderschönes Wetter, gehen wir doch auf den Berg«, und er darauf sagte:

»Nein, ich ziehe es vor, hierzubleiben«, dann dachte sie: »Warum soll ich immer nach seiner Pfeife tanzen? Warum versteht er nicht, dass schönes Wetter ist und wir deswegen jetzt auf den Berg gehen sollten?« Und wenn sie dann insistierte und sagte: »Das ist gesund, du solltest mehr auf dich aufpassen und aktiver sein«, reagierte er: »Hör mal zu, ich hab das Recht, anderer Meinung zu sein als du!« Und dann regte sie sich wieder auf: »Was heißt, du hast das Recht? Ich spreche nicht über dein Recht, sondern über eine gesunde Art des Lebens, und bitte, schrei mich nicht so an!« Er war eben nicht unterwürfig wie ihr Vater, sondern sie erkannte, dass er plötzlich auf sie wirkte wie eine Imitation ihrer schrecklichen Mutter, worauf sie entsprechend reagierte. Das belastete die Beziehung zu ihrem Freund schwer. In der Therapie übertrug sie das alles nun auf mich. Wir hatten Therapiestunden, in denen sie versuchte, mich zur Unterwerfung zu bringen, und ich ihr sehr freundlich entgegnete: »Sie brauchen jetzt einen Sklaven, der ja sagt, und nicht einen Psychiater.« Auf diese Weise konnte sie mehr und mehr erkennen, was hinter den Konflikten mit ihrem Freund stand. So wurde ihr Problem schließlich gelöst. Am Ende konnte sie heiraten und eine gute Beziehung führen. Aber das war lange Arbeit. Je schwerer die Traumatisierungen in der frühen Kindheit, desto schwerer ist die Problematik. Und psychoanalytische Psychotherapie hilft da, wo Probleme sozusagen vom bewussten Teil des Menschen nicht gelöst werden können. Sigmund Freud sprach über unbewusste Ursachen von psychischem Leiden. Und da hatte er vollkommen Recht, es gibt diese unbewussten Motive, diese unbewussten Erinnerungen und darauf muss die Behandlung einwirken. Das war der wichtigste Beitrag von Freud zur Psychotherapie. Aber er irrte sich auch in manchem.

In was zum Beispiel?

Er ging davon aus, dass letztlich tiefe biologische Triebe die Ursachen unseres Verhaltens seien, einerseits die Libido, der Lebenstrieb, und andererseits die Aggression, der Todestrieb. Neurobiologische Untersuchungen haben aber nie diese Libido und diesen Todestrieb gefunden, sie fanden vielmehr eine angeborene Fähigkeit, fundamentale

Gefühle zu entwickeln, die sich ausdrücken in dem Bedürfnis nach Beziehung mit anderen. Wenn man einem Kind, das wach ist, in den ersten Wochen ein Bild zeigt, auf dem ein Gesicht zu sehen ist, und ein anderes Bild, das kein Gesicht zeigt, schaut das Kind auf das Gesicht. Auch wenn es noch nie im Leben ein Gesicht gesehen hat, ist es aber bereits genetisch dazu bestimmt, Beziehungen einzugehen. Freud hatte übrigens auch bestimmte kulturbedingte Einstellungen, die heute ganz absurd klingen, so zum Beispiel, dass Frauen ein schwächeres Über-Ich haben, also eine schwächer ausgebildete moralische Instanz.

2. Würden Sie Herrn Trump behandeln, Herr Kernberg? – Über Chancen und Grenzen der Psychotherapie

Fachlich besteht ja Einigkeit darüber, dass die schweren psychischen Erkrankungen nicht zunehmen. Öffentlich wird aber der Eindruck erweckt, als steige die Zahl psychischer Krankheiten immer weiter. Womit hängt das nach Ihrem Eindruck zusammen? Gibt es eine Art Pathologisierung des Menschseins? Wenn normale menschliche Erschütterungen gleich zu Krankheiten erklärt werden, wäre das das Ende der großen Literatur, dann würde man vielleicht bei Anna Karenina eine Depression diagnostizieren und bei guter antidepressiver Medikation wäre der Suizid am Ende vermeidbar gewesen. Dann hätte man bei Don Quijote möglicherweise eine paranoid-halluzinatorische Schizophrenie so erfolgreich mit neuroleptischen Medikamenten behandelt, dass der Held von la Mancha ein ganz unauffälliges Leben auf seinem Landgut geführt hätte, und Goethes Faust hätte man das Etikett einer Borderline-Störung angehängt, einer emotional instabilen Persönlichkeit also, der man mit neusten Psychotherapiemethoden so erfolgreich zu Leibe gerückt wäre, dass die ganze Tragödie nicht hätte stattfinden können. Es ist aus meiner Sicht eine Banalisierung der großen existenziellen, auch leidvollen Erfahrungen, deren der Mensch fähig ist, wenn man alles Außergewöhnliche flink in ganz kleine Psycho-Schubladen schiebt. Sehen Sie diese Gefahr auch?

Ich halte das wie Sie für eine Banalisierung des Existenziellen und darüber hinaus für eine verflachte unwissenschaftliche Sicht, die leider manchmal von der pharmazeutischen Industrie unterstützt wird …

Eine Pharma-Firma hat mal versucht, das »Sissi-Syndrom« zu erfinden und mich zu einer entsprechenden Tagung eingeladen. Das sollte so irgendetwas mit Depression, Magersucht und Überaktivität sein. Ich habe das abgelehnt, weil schon die Zusammensetzung der Tagung Schlimmes befürchten ließ. Später kam heraus, dass das alles großer wissenschaftlicher Humbug war …

Die Fähigkeit, sich zu deprimieren, Angst zu haben, ist normal angesichts der Enttäuschungen und Gefahren des menschlichen Lebens. Wenn ein Mensch ein Versagen erlebt, einen Verlust, eine Liebesenttäuschung, dann ist es völlig normal, deprimiert zu sein. Wenn er sehr darunter leidet, sollte er das mit einem Freund besprechen und nicht mit einem Therapeuten. Und wenn er zu einem anständigen, ehrlichen, gut ausgebildeten Psychotherapeuten geht, wird der ihm sagen: »Es ist ganz normal, dass Sie so reagieren, geradezu unvermeidlich, Sie brauchen keine Behandlung.« Von behandlungsbedürftigen psychischen Störungen sprechen wir erst, wenn wesentliche menschliche Funktionen lädiert sind, also bei einer Unfähigkeit, einen Beruf auszuüben, einer Unfähigkeit zu lieben, einer Unfähigkeit, freundschaftliche Beziehungen zu unterhalten oder sich für irgendetwas zu interessieren, zu begeistern. Manchmal bekommen wir übrigens Patienten mit schweren Persönlichkeitsstörungen in Behandlung, die deprimiert sind. Nicht selten hatte man ihnen vorher Medikamente gegen die Depression verordnet. Das ist aber eigentlich ganz verrückt. Denn das einzige Normale bei denen ist im Grunde oft, dass sie deprimiert sind, ihre Störung ist die Persönlichkeitsstörung. Wenn wir alle so leben müssten wie diese Menschen, wären wir wahrscheinlich auch deprimiert, das ist ganz normal. Es gibt also extreme psychische Reaktionen, die normale Möglichkeiten des menschlichen Lebens sind.

In Deutschland besteht der Eindruck, dass in den USA fast jeder Mensch, der etwas auf sich hält, einen Psychotherapeuten hat. Stimmt das? Und nimmt dieser Trend in Amerika eher zu oder eher ab?

Ich glaube nicht, dass das zunimmt, aber es stimmt schon, dass in gewissen Kreisen das Bemühen, Probleme durch Psychotherapie zu lösen, mitunter von der eigenen Verantwortung gegenüber realen Problemen ablenken soll. Das gilt übrigens auch in der Erziehung, wo Eltern nicht selten ihre Verantwortung an Psychotherapeuten abzuschieben versuchen.

Wie sollte eine verantwortungsvolle Erziehung aussehen?

Ich glaube, dass eine Erziehung realistische Strukturen setzen muss. Eine Erziehung, in der es keine Schranken gibt, ist genauso gefährlich wie eine, wo alles so gehemmt wird, dass es keine Möglichkeit für Entwicklung gibt. Es ist wichtig, dass Kinder respektiert werden, dass Kinder die Möglichkeit haben, ihre Fähigkeiten und Wünsche zu entwickeln, aber es ist genauso wichtig, dass ihnen die fundamentalen Prinzipien des Zusammenlebens beigebracht werden, sodass sie wissen, dass man die Pflicht hat, die Wahrheit zu sagen, die Pflicht, anderen Menschen zu helfen und sie nicht anzugreifen, mit anderen Worten, dass sie ein Gefühl für die fundamentale moralische Bedeutung von Werten entwickeln können. Da reicht es nicht, bloß zu fragen: »Hast du deine Aufgaben gemacht?«, sondern: »Was ist deine Beziehung zu den Lehrern, zu der Schule«, sodass die Kinder verstehen, dass sie selber Verantwortung übernehmen müssen.

Wie beurteilen Sie aus Ihrer Sicht, ganz generell gesagt, die Erziehung in den Vereinigten Staaten?

Es gibt in gewissen Kreisen in den Vereinigten Staaten noch eine ziemlich puritanische Erziehung, was das Sexuelle anbetrifft. Wir sehen noch viele sexuell gehemmte Kinder und Jugendliche. Das ist eine allgemeine Problematik der amerikanischen Kultur.

Anders als in Europa?

Ich glaube, es gibt da eher einen Gegensatz zwischen den früher protestantischen und den katholischen Bereichen. In den katholischen Bereichen gibt es durch die Beichte eine bessere Möglichkeit, chronische Schuldgefühle loszuwerden.

Sie sind ja oft in Deutschland und Österreich. Wie würden Sie die Lage der Psychotherapie bei uns im Vergleich zu Amerika einschätzen.

Ich habe das Gefühl, hier in Amerika ist Psychotherapie weiter verbreitet, aber auf einer oberflächlicheren Basis. In Deutschland und Österreich gibt es vielleicht weniger Psychotherapie, aber sie beschränkt sich auf ernstere Fälle. Das ist ein vorsichtiger Eindruck.

Sie waren in China, natürlich in Lateinamerika, aber ebenso in Afrika, Australien, waren ja auch Präsident der Internationalen Psychoanalytischen Vereinigung. Wie sieht es aus Ihrer Sicht mit der Bedeutung der Psychotherapie weltweit aus?

Ich glaube, es gibt eine allgemeine Tendenz zu kürzeren verhaltenstherapeutischen Behandlungen. Diese Tendenz wird vielfach von Staaten unterstützt, denn solche Therapieformen sind einfacher, auch leichter zu lernen, obwohl sie für gewisse Probleme, wie ich bereits sagte, nicht ideal sind. Hinzu kommt, dass es die Versuchung gibt, Psychotherapie durch Pharmakotherapie zu ersetzen, denn die ist noch billiger als kognitive Verhaltenstherapie und wird – wie gesagt – leider zu oft und auch falsch angewendet. Außerdem hat sich die Psychoanalyse als Behandlungsmethode leider die Feindschaft oder wenigstens das Misstrauen von wissenschaftlichen Organisationen und Universitäten zugezogen, weil sie empirischen Untersuchungen ausgewichen ist …

… was Sie immer kritisiert haben …

Ja. Ich gehöre innerhalb der Psychoanalyse zu einer Minderheit akademischer Psychoanalytiker, die der Auffassung sind, dass Psychoanalyse und psychoanalytische Psychotherapie empirisch untersucht werden müssen. Jede Wissenschaft schreitet entweder voran oder sie stirbt aus.

Und Sie schätzen das so ein, dass der Einfluss der Psychoanalyse gegenüber der Verhaltenstherapie eher zurückgeht?

Das betrifft nach meinem Eindruck die vergangenen zwanzig Jahre, aber es gibt eine gute Entwicklung in neuen Gebieten. Ganz Osteuropa hat inzwischen starke psychoanalytische Gesellschaften hervorgebracht.

Wie ist es in China?

In China steht die Entwicklung erst am Anfang, aber mit guten Aussichten. In Lateinamerika hat sich die Psychoanalyse in den letzten zwanzig Jahren des 20. Jahrhunderts gut entwickelt, stagniert aber in den vergangenen Jahren. Im Nahen Osten gibt es großes Interesse.

Haben Sie schon mal in Russland Seminare gehalten?

Ja. In Russland besteht ein großes Interesse und es zeigt sich eine starke Entwicklung der Psychoanalyse, besonders in Moskau und Sankt Petersburg.

Sie haben ja gerade zu Recht kritisiert, dass Psychopharmaka manchmal sozusagen als schnelle Lösung für komplexe psychische Probleme angesehen werden. Andererseits sind nach meiner Überzeugung Psychopharmaka bei bestimmten psychischen Erkrankungen höchst wirksam und dringend erforderlich. In der Öffentlichkeit gibt es oft die Ansicht: Psychotherapie – gut, Psychopharmaka – schlecht. Teilen Sie diese Meinung?

Nein. Das ist ein Irrtum. Psychopharmaka sind, besonders was z.B. die Behandlung der Schizophrenie anbetrifft, aber auch bei den so genannten bipolaren Störungen absolut fundamental. Auch schwere Depressionen müssen psychopharmakologisch behandelt werden. Allerdings unterscheiden manche Psychiater nicht ausreichend genau zwischen schweren und leichteren Depressionen. Das hilft der Industrie und auch unseriösen Forschern, die dann mehr Fälle haben.

Sie haben dicke Bücher über die Borderline-Störung geschrieben. Können Sie mal kurz für Nichtfachleute erklären, was dieser kompliziert klingende Ausdruck bedeutet?

Ein Borderline-Patient versteht sich in schwerwiegender Weise selbst nicht, nicht seine eigenen Interessen, nicht seine eigenen Pläne, und zugleich versteht er wichtige andere Personen nicht, mit dem Resultat chaotischer menschlicher Beziehungen, weil er das eigene und das Verhalten anderer nicht vorhersagen kann. Das führt zu großen Schwierigkeiten, sich für einen Beruf oder eine Arbeit zu entscheiden und eine langfristige intime Beziehung gut zu führen, obwohl man sich durchaus verlieben kann und intensive Gefühle hat.

Können Sie nochmal für einen gebildeten Metzger erklären, was der Unterschied zwischen einem launischen Menschen und einem Borderline-Patienten ist?

Ein Borderline-Patient leidet unter schweren Affektstürmen, ausgeprägten Stimmungsschwankungen, die launische Menschen im Allgemeinen nicht zeigen. Ein Borderline-Patient hat große Schwierigkeiten, andere Personen realistisch einzuschätzen, auch das sehen Sie bei launischen Menschen in der Regel nicht. Ein Borderline-Patient hat im Gegensatz zu bloß launischen Menschen größte Schwierigkeiten, sich auf intensive Beziehungen, auf eine Arbeit oder einen Beruf festzulegen. Ein Borderline-Patient leidet schließlich oft unter vielfachen Symptomen, unter Angst, Depressionen, extrem impulsivem Verhalten, suizidalen Fantasien und suizidalem Verhalten, was für launische Menschen nicht gilt. Der größte Unterschied ist, dass dem Borderline-Patienten das Gefühl für eine innere Kontinuität in der Zeit fehlt, er empfindet sich im Extremfall morgen völlig anders als gestern oder vor einer Stunde, und wer weiß, was in zwei Stunden ist …

Was kann man durch eine gute psychotherapeutische Behandlung eines Borderline-Patienten erreichen?

Dass die extremen Affekte und Stimmungsschwankungen verschwinden, dass man vor allem sich selbst und andere angemessen einschätzen kann und sich entscheiden kann, was man im Leben will.

Sodass am Ende der Therapie die Diagnose nicht mehr gestellt werden kann?

Ja, statistisch besteht bei ungefähr zwei Dritteln der Patienten am Ende der Therapie keine Borderline-Störung mehr.

Ich selbst habe in meinem Krankenhaus den Ausdruck »narzisstisch« verboten, weil er inzwischen in der Regel als Schimpfwort verwandt wird, vor allem für Kollegen. Nur wenn die wissenschaftlichen Kriterien erfüllt sind, dann darf man ihn natürlich verwenden. Ich finde es nämlich eine Unart, eitle, geltungsbedürftige, rücksichtslose Menschen mit dem Ausdruck »narzisstisch« zu adeln. Die »narzisstische Persönlichkeitsstörung« beschreibt ja einen leidenden Menschen, mit dem ich Mitleid habe und dem ich deswegen helfen will.

Zuerst einmal bin ich vollkommen Ihrer Meinung, dass das Wort »Narzissmus« leider inzwischen sozusagen als Beleidigung, als Schimpfwort benützt wird. Und übrigens gilt das für viele Persönlichkeitsstörungen. Es gibt solche, die als ehrenhaft gelten, und solche, die beleidigend wirken. Zum Beispiel kann man durchaus stolz darauf sein, eine zwanghafte Persönlichkeit zu haben …

… weil man dann als ordentlich gilt …

Ja, man kann auch auf eine depressive Persönlichkeit stolz sein, aber eben nicht auf eine hysterische …

… deswegen nennt man das ja heute meistens histrionisch …

… nicht auf eine infantile, eine paranoide oder eine sadomasochistische Persönlichkeit. Deswegen vermeide ich den Ausdruck narzisstische Persönlichkeit nach Möglichkeit. Wenn der Patient mich fragt, nenne ich ihm nur die von mir bei ihm festgestellten Symptome. Wenn es sich um jemanden handelt, der psychiatrische Kenntnisse hat, dann frage ich: »Wie würden Sie jemanden nennen, der folgende Symptome hat?« Und dann sagt dieser Patient gewöhnlich: »Das ist für mich eine narzisstische Persönlichkeit.« Damit bin ich dann ganz einverstanden.

Das finde ich sehr einfühlend. Sie haben auch dicke Bücher über Narzissmus geschrieben. Können Sie kurz und einfach erklären, was eine narzisstische Persönlichkeitsstörung ist?

Patienten mit einer narzisstischen Persönlichkeitsstörung leiden unter dem dauernden Kampf, Neid auf andere, bessere, erfolgreichere, großartigere Menschen zu unterdrücken, und zwar sowohl bewussten Neid als auch noch tieferen, unbewussten Neid. Ihre pathologische Lösung ist, dass sie sich einbilden, all das bei anderen beneidete Großartige in sich selber zu verkörpern, also selber der großartigste, der erfolgreichste, der beneidetste Mensch zu sein. Dann braucht man nicht mehr andere zu beneiden und sich unsicher und minderwertig zu fühlen. Auf diese Weise werden alle anderen entwertet. Der Preis ist aber hoch, denn weil sie deswegen über keine innere Welt von wichtigen anderen Menschen verfügen, fühlen sie sich innerlich leer, sind unfähig, sich anderen Menschen ganz hinzugeben, haben Schwierigkeiten zu lieben, können sich nicht verlieben, können natürlich aus diesem Grunde auch keine konstanten Liebesbeziehungen führen und sie können es nicht in Berufen oder sozialen Situationen aushalten, in denen sie nicht an der Spitze stehen. Für sie gibt es nur entweder die Spitze oder gar nichts. Und all das nur, weil sie Neid nicht aushalten.

Neid ist eine selbstzerstörerische Form der Aggression, die wir alle in milderer Form kennen. Aber bei diesen Patienten erweckt das, was andere haben und sie nicht haben, entsetzliche Wut und den unbedingten Wunsch, das auch zu haben, und wenn man es nicht haben kann, den Drang, es dann wenigstens zu zerstören. Normalerweise versucht man, Feinde zu zerstören, hier zerstört der Narzisst das, was er am meisten will, und deshalb entsteht eine Armut des inneren Erlebens, die nur durch eine fantasierte Großartigkeit ersetzt werden kann.

Doch bis es so weit ist, dass ein Narzisst in Therapie geht, muss oft erst viel passieren …

Ich gebe Ihnen ein Beispiel. Ich sah einen Arzt mit einer schweren narzisstischen Persönlichkeitsstörung, aber einer von der dickhäutigen Sorte. Er kam zu mir, weil er Schwierigkeiten mit seinen Kollegen hatte, die ihn so großartig fanden, dass sie das nicht mehr aushalten konnten. Gleich zu Anfang sagte er mir: »Keine Sorge, die können mich schon aushalten, denn ich bin ja schließlich der Beste der Gruppe. Ich weiß mehr als alle die anderen zusammen, die sind neidisch, ich verstehe das. Aber natürlich lösen die ihre Probleme, indem sie sagen, dass ich Probleme habe. Ich liebe meine Arbeit. Schön, diese Kollegen können mich nicht leiden, aber die brauchen mich doch, die wissen, ohne mich kommen sie nicht aus. Glauben Sie mir, ich sitze fest im Sattel. Ich habe Freunde, mit denen ich ausgehe, ich habe drei Frauen.« Drei Frauen! – »Brauchen Sie drei Frauen?«, fragte ich. – »Ja, das sind ganz unterschiedliche Beziehungen, sie sind alle wichtig und ich bin sehr glücklich. Es ist für mich kein Problem, ich bin ganz einfach kein konventioneller Mensch.« Darauf ich: »Schön, beschreiben Sie mir Ihre drei Frauen.« – Er beschrieb die erste, und die zweite, und die dritte – die Beschreibungen waren vollkommen gleich, und ich sagte ihm: »Entschuldigung, Sie haben mir drei übereinstimmende Beschreibungen gegeben« – »Nein, nein«, sagte er, »die sind ganz unterschiedlich, ich werde Ihnen Fotografien von denen mitbringen, damit Sie sehen, wie unterschiedlich sie sind.« Und er brachte in die nächste Stunde tatsächlich drei Fotos mit. Er interessierte sich gar nicht wirklich für andere Menschen, auch nicht für die drei Frauen. Das ist eine narzisstische Persönlichkeit. Seine Kollegen hatten ihn geschickt, da sie es nicht mehr aushielten, aber an einer Therapie war er nicht interessiert, weil sein System noch funktionierte. Natürlich kann, wie in diesem Fall, die Unfähigkeit, andere Menschen wirklich wahrzunehmen, lange unbemerkt bleiben. Wenn diese Patienten aber alt werden, wenn sie krank werden, wenn sie ihre Stellung verlieren, vereinsamen, dann fallen sie in entsetzliche Depressionen, und manchmal können sie dann behandelt werden.

Da kommt mir ein beunruhigender Gedanke: Diese Dickhäutigkeit und diese Unfähigkeit zur Empathie könnte ja bei bestimmten Menschen geradezu Bedingung für ihren Erfolg sein. Das heißt: Wenn dieser Mensch tatsächlich Empathie hätte für die drei Frauen, könnte er keine drei Frauen mehr haben. Und wenn auch jemand wie Donald Trump zum Beispiel tatsächlich Empathie hätte für die Menschen, mit denen er umgeht, dann hätte er vielleicht nicht den Erfolg, denn dann würde er vor manchen schlimmen, aber erfolgreichen Aktionen zurückschrecken. Herr Kernberg, jetzt sitzen wir hier in New York, wenige hundert Meter vom Trump Tower entfernt. Sie sind weltweit vielleicht der wichtigste noch lebende Experte für die Behandlung von pathologischem Narzissmus und leben und praktizieren in New York. Halten Sie Donald Trump für narzisstisch, wie das Kollegen von Ihnen behaupten?

Erstens: Ich bin dagegen, Diagnosen bei noch lebenden politischen Persönlichkeiten zu stellen, die man nicht in der eigenen Praxis gesehen hat. Ich glaube, dass das andernfalls ein Missbrauch unseres Berufes wäre. Denn auf diese Weise könnte man einen Politiker, den man nicht ausstehen kann, mit unfairen Mitteln angreifen. Was gegen solche öffentliche Ferndiagnosen spricht, ist aber vor allem, dass man nie sicher sagen kann, inwieweit gewisse öffentlich zur Schau gestellte Eigenschaften vorgespielt werden, um einen politischen Effekt zu erreichen. Deswegen kann man nie genau wissen, inwieweit so eine öffentliche Person im intimen Leben wirklich die Züge zeigt, die eine Diagnose rechtfertigen würden. Dagegen macht es mir nichts aus, bei einer verstorbenen Persönlichkeit eine Diagnose zu stellen, bei der wirklich viel Information über das Privatleben vorliegt, aus der man dann auch gute Schlüsse über ihr Leben, ihre Beziehungen etc. ziehen kann. Bei einem noch lebenden Politiker ist die Lage anders. Ich habe Donald Trump nie persönlich untersucht. Wenn sich die Charakteristika, die er öffentlich zeigt, und zwar die Kombination von außerordentlicher Großartigkeit, Unehrlichkeit, paranoider Einstellung und Aggression, in einer Privatuntersuchung wirklich als seine allgemeinen Beziehungsmuster herausstellen sollten, dann könnte ich die Diagnose einer narzisstischen Störung stellen.

Ich bin da eher skeptisch. Im Ergebnis sind wir uns ja einig, keine Diagnose zu stellen. Aber ich halte Donald Trump ohnehin nicht für narzisstisch, sondern für zutiefst unmoralisch, rücksichtslos und hemmungslos geltungsbedürftig. Er hat von seinem Vater gelernt, dass das Wichtigste im Leben Erfolg, Geld und Der-Größte-Sein ist und dafür darf man sich moralisch restlos alles erlauben. Wer sagt, er könne ohne Weiteres auf der Fifth Avenue in New York jemanden erschießen und würde trotzdem gewählt, hat so etwas zumindest schon mal gedacht. Donald Trump hat offensichtlich keinerlei Leidensdruck, denn er scheint seine Größenideen nicht aus unbewältigten Konflikten erlitten, sondern in einem erfolgreichen Leben erlernt zu haben. Er hat Millionen wirklicher, nicht nur fantasierter Anhänger. Gewiss erinnert manches an ihm an eine narzisstische Störung, aber ich finde, dass man seine Amoralität nicht mit einer Diagnose adeln oder gar entschuldigen sollte. Denn Diagnosen sind ursprünglich für leidende Menschen da, und schon nach Aristoteles haben sie ausschließlich den Zweck der Therapie. Aber ich stimme Ihnen natürlich zu, dass man die Frage, ob Trump eine psychische Störung hat, definitiv erst nach einer Untersuchung zweifelsfrei entscheiden könnte. Und wenn sich am Ende doch herausstellen sollte, dass er eine narzisstische Störung hat, dann hätte ich wenigstens die Hoffnung, dass er hier im Chanin-Building im 32. Stock wirksam behandelt werden könnte und nicht mehr so viel Unsinn anrichten würde. Jetzt mal gesetzt den Fall, er verliert die Wahl, Melania Trump hält es nicht mehr aus und lässt sich scheiden, die Republikanische Partei schließt ihn aus und er wird ganz traurig, ruft hier an und sagt: »Herr Kernberg, mir geht's nicht gut, man hat Sie mir empfohlen, ich würde mal gerne kommen.« Würden Sie ihn als Patienten nehmen?

Ich würde ihm sagen: »Wenn Sie wünschen, kann ich Sie untersuchen und wir können dann entscheiden, ob es indiziert wäre, dass ich Sie behandle oder nicht.« Ich werde also jetzt keine öffentlichen Diagnosen stellen, aber als Staatsbürger kann ich natürlich meine Meinung zum Politiker Donald Trump sagen und da finde ich ihn eine unmoralische, kleinkarierte, arrogante Person, einen Mann, der kenntnislos, ungebildet und impulsiv agiert. Er zeigt eine exzessive Aggressivität im Politischen, außerdem lügt er wie gedruckt, und wenn er geht, hat er dieses verachtend Großartige. Ich halte diesen Mann politisch für gefährlich.

Donald Trump beherrscht perfekt die sozialen Medien. Könnte es sein, dass die auch ein Teil des Problems sind, weil sie ja im Grunde narzisstisches Verhalten fördern? Da wird man gedrängt, dauernd aller Welt tolle Nachrichten über sich selber zu schicken und dann gierig darauf zu warten, dass man »geliked« wird. Glauben Sie, dass es dadurch immer mehr narzisstische Störungen geben wird?

Ich glaube, dass diese Medien tatsächlich den Ausdruck narzisstischer Bedürfnisse und narzisstischen Verhaltens verstärken, aber da gibt es natürlich auch eine ganz normale Eitelkeit und Großartigkeit, zu der wir alle verführt werden können – da will man so angezogen sein, dass man bewundert wird, große Autos besitzen, tolle Ferienhäuser, Kleider und Schmuck. Und all das wird ja immer schon von einer kapitalistischen Gesellschaft sehr gefördert und verstärkt. Man muss aber unterscheiden zwischen diesem Fördern von normalen menschlichen Möglichkeiten, die dann übertrieben werden, und Persönlichkeiten, in denen in der frühen Kindheit bereits eine pathologische narzisstische Persönlichkeit angelegt ist, die jedenfalls nicht durch soziale Medien produziert wird.

Nehmen aus Ihrer Sicht denn Persönlichkeitsstörungen zu?

Das glaube ich schon. Das liegt aber nicht an den sozialen Medien. Mir scheint das wenigstens in den Vereinigten Staaten mit der starken Konzentration der Bevölkerung in großen Städten zu tun zu haben verbunden mit Armut, Drogen, Kriminalität und der Zerstörung der Familienstruktur unter solchen Umständen, sodass Kinder nicht mütterlich behandelt werden, ohne Mutter, ohne Vater, oft auf der Straße aufwachsen, und höchstens von der Großmutter versorgt werden. Das führt meiner Auffassung nach zu einer Zunahme der Persönlichkeitsstörungen.

Wobei das natürlich bloß Risikofaktoren sind, die nicht sozusagen automatisch zu Persönlichkeitsstörungen führen.

Selbstverständlich. Aber wenn durch eine soziale Krise, durch Krieg, Überschwemmungen oder Erdbeben die Gesellschaft aus den Fugen gerät, dann nehmen Persönlichkeitsstörungen zu. Stabile soziale Verhältnisse fördern normales Verhalten. Schwere Störungen sind in der frühen Kindheit angelegt, und da soziale Medien im Wesentlichen auf Erwachsene wirken, haben sie kaum Einfluss auf diese frühesten Verzerrungen der Persönlichkeit.

Wie würden Sie nochmal ganz praktisch den Unterschied zwischen einem merkwürdigen, unkonventionellen, störenden, jedenfalls außergewöhnlichen Menschen und einem persönlichkeitsgestörten Menschen erklären, der Therapie braucht?

Ich würde zunächst einmal sehen, wie dieser Patient in seiner Arbeit, seinem Beruf funktioniert, ob er effektiv ist, auf der Höhe seiner Kenntnisse und Möglichkeiten arbeitet, zufrieden mit der Arbeit ist, sich gut mit seinen Mitarbeitern versteht und so weiter. Dann würde ich mich fragen: Hat er die Fähigkeit eine langfristige Beziehung zu führen, hat er z. B. eine Frau, liebt er sie, haben sie ein gutes Sexualleben, verstehen sie sich, ist ihr alltägliches gemeinsames Leben zufriedenstellend? Und schließlich: Haben sie ein gemeinsames Wertesystem? Nicht, ob sie dieselbe Partei wählen, ist da interessant, sondern haben sie eine gemeinsame Vorstellung ihrer Beziehung zu Kindern, zur Familie, zur Umwelt, verstehen sie sich also auf ethischem Gebiet. Wenn sie sich in all diesen drei Bereichen verstehen und auch das soziale Leben gut funktioniert, sie Freunde haben, nicht isoliert sind, dann liegt in der Regel kein krankhaftes psychisches Problem vor. Es gibt allerdings keine scharfe Grenze zwischen Normalität und Persönlichkeitsstörung. Nicht selten schicken vor allem besorgte Psychotherapeuten ihre rebellischen Kinder zur Diagnostik, aber das sind dann gewöhnlich einfach ganz normale pubertierende Jugendliche.

Welche psychischen Störungen sind aus Ihrer Sicht am schwierigsten zu therapieren?

Patienten mit extrem selbstzerstörerischen Tendenzen, deren Hauptziel es ist, sich langsam zu zerstören und die darin einen Triumph über das Leben, über ihre Mitmenschen, einen Triumph über alles sehen. Sie erleben, während sie sich selbst langsam zerstückeln, ihre Macht über Leben und Tod. Ich denke an eine Patientin, die immer wieder kleine Dosen Rattengift zu sich nahm. Wir konnten trotz permanenter Beobachtung das Rattengift nie entdecken, aber an der steigenden Prothrombinzeit im Blut war klar zu erkennen, dass sie es nahm. Sie bekam schwere innere Blutungen, war monatelang im Spital, eine unserer besten Therapeutinnen nahm sich ihrer an. Aber alles half nichts, ich fürchte, sie ist inzwischen tot.

Dann gab es da einen Fall, den ich einmal in Deutschland untersuchte und wovon ein dramatisches Video existiert. Es handelte sich um eine Patientin, deren Vater sie, als sie zehn Jahre alt war, vergewaltigte. Er war Alkoholiker und sie liebte ihren Vater. Ich erinnere mich sehr gut. Nachdem es passiert war, verschwand der Vater am nächsten Tag und wurde von niemandem je wieder gesehen. Erst konnte sich diese Patientin nicht mehr waschen, dann fing sie an, sich zu schneiden, schnitt sich so, dass sie Finger verlor. Sie stach sich ihre Augen aus. Wenn irgendjemand sie an das Ereignis erinnerte, dann verletzte sie sich. Schließlich – ich kürze ab – hat sie dann in einem unbeobachteten Moment Petroleum über ihr Bett geschüttet und es angezündet.

Das ganze Haus ging in Flammen auf, sie wurde gerettet und kam vor Gericht. Jetzt ist sie, wenn sie noch lebt, im Maßregelvollzug in einer deutschen Großstadt untergebracht. Das sind diese Fälle schwerster Selbstzerstörung, wo die Patienten sonst ganz ruhig und freundlich sind. Es gibt dann noch das »Syndrom der toten Mutter«. Das sind Kinder, deren Mütter nach der Geburt des Kindes und während ihrer frühen Kindheit an schwerer Depression litten. Diese Kinder scheinen sich zunächst gut zu entwickeln, haben oberflächliche gute Beziehungen, aber sie haben irgendwie kein Gefühl für das Leben, bekommen die Vorstellung, nur wenn man nichts fühle, sei man mit dieser Mutter vereint, und das steigert sich fast zum Wahnsinn.

Wenn wir schon bei schwierigen Patienten sind: Welche Erfahrungen haben Sie mit multiplen Persönlichkeiten, also Patienten, die erzählen, dass in ihnen mehrere ganz unterschiedliche Persönlichkeiten stecken?

Ich hatte mal eine solche Patientin, die war einerseits eine sexuell freizügige, gebildete, erwachsene Frau und andererseits ein kleines, vollkommen unschuldiges Mädchen, das beschützt werden wollte. Ich sagte ihr: »Sie verhalten sich einerseits wie eine erwachsene Frau, die sich traut, ihr volles Sexualleben zu entwickeln, aber das steht in krassem Gegensatz zu den Zeiten, wo Sie ein vollkommen unschuldiges, braves, kleines Mädchen sind, das überhaupt nichts von Sex weiß und wissen will. Ich glaube, dass Ihr betont freizügiges Sexualverhalten Sie vor tieferen Schuldgefühlen schützen soll, dass Sex zu haben ein Verbrechen sei, das eine Hure aus ihnen macht. Die einzige Lösung ist dann, ein kleines Mädchen zu sein, das nichts von Sex weiß.« Ich hatte den entscheidenden Punkt getroffen, denn die Patientin wurde rasend: »Sie respektieren mich nicht als eine Erwachsene!« Ich sagte: »Sie werden rasend, denn ich stelle die Frage, ob hinter diesem anscheinenden Erwachsensein in Wahrheit eine tiefe Angst steckt, ein Abscheu gegen Sex, der bei Ihnen Minderwertigkeitsgefühle auslöst. Sie tun so, als ob Sie darüber hinweg wären, und im Grunde genommen stimmt das gar nicht, denn in Wirklichkeit sind Sie verzweifelt und wollen dann lieber wieder ein kleines unschuldiges Mädchen sein.« Darauf sie: »Sie sexualisieren alle unsere Beziehungen. Ist das eine Art, mich sexuell zu verführen?« Und ich: »Das ist interessant. Wie kommen Sie dazu, mich als Verführer zu sehen?« Und so erkannte sie mit der Zeit die tiefere Problematik mit ihrem Vater, ob sie dem denn trauen könne, ob der sie verführen würde etc. Und dann konnte sie langsam direkt über sexuelle Probleme mit ihrem Mann sprechen und über ihre Angst, ihr Abscheu, ihre Hemmungen und die abgespaltenen sexuellen Fantasien.

Und am Ende hatte sie in sich nicht mehr mehrere Persönlichkeiten …

Am Ende konnte sie die verschiedenen Persönlichkeiten wieder zusammenbringen und war nicht mehr darauf angewiesen, ihre widerstreitenden inneren Gefühle auf mehrere entgegengesetzte Persönlichkeiten zu verteilen. Ich hatte übrigens mal eine Patientin, die sprach davon, dass sie 24 Persönlichkeiten in sich habe. Sie hatte auch einen Freund mit dem es immer wieder entsetzliche Probleme gab. Und ich fragte sie: »Bei all den Problemen, die Sie mit ihm hatten, warum haben Sie ihn nicht verlassen?« Worauf sie antwortete: »23 waren gegen ihn, aber eine war immer für ihn.«

Und die konnten Sie auch heilen?

Nein, ich hab sie nur untersucht, nicht behandelt.

3. Was sind Irrwege der Psychotherapie, Herr Kernberg? – Das Drama des Missbrauchs durch Psychotherapeuten und Priester

Die Psychoanalyse ist ja nicht unumstritten, sie hat zum Beispiel, was ja auch Sie bedauern, viel weniger Effizienzstudien aufzuweisen als zum Beispiel die Verhaltenstherapie. Warum sind Sie dem psychoanalytischen Weg treu geblieben?

Das ist relativ einfach zu beantworten. Ich finde, dass die psychoanalytische Theorie die weitaus beste, tiefste und vollständigste Theorie der Entwicklung der menschlichen Persönlichkeit ist, die wir haben. Keine der kognitiven Verhaltenstherapien hat eine so weite und tiefgehende theoretische Basis.

Als Sie geboren wurden, lebte Sigmund Freud in derselben Stadt. Sie haben in Ihrem langen Leben im Grunde die gesamte moderne Psychologie persönlich erlebt. Was waren Irrwege, und was bleibt davon?

Freuds Einsicht vom Unbewussten bleibt fundamental richtig. Aber manche seiner Hypothesen müssen im Lichte moderner Forschung modifiziert werden. Radikal konservative Psychoanalytiker glauben, entweder es gibt die klassische Psychoanalyse oder es gibt nichts. Ich glaube, das ist dumm. Freud war nicht unfehlbar. Ich bin der Überzeugung, dass nach Freud die österreichisch-britische Therapeutin Melanie Klein die größte Psychoanalytikerin war. Während Freud seine Aufmerksamkeit vor allem der kindlichen Entwicklung zwischen dem 3. und dem 6. Lebensjahr widmete, betonte Melanie Klein die Wichtigkeit der in den ersten drei Jahren liegenden frühen Konflikte des Kleinkindes mit der Mutter, die vor allem bei schweren Persönlichkeitsstörungen von Bedeutung sind.

Sie sind schon in Chile sehr stark vom Denken Melanie Kleins beeinflusst worden. Hat das dazu beigetragen, dass Sie sich später so stark auf schwere Persönlichkeitsstörungen konzentriert haben?

Mein Interesse für schwere Persönlichkeitsstörungen kam eher durch meine spätere praktische Erfahrung im Spital der Menninger Foundation in Topeka/Kansas, in der besonders schwere Persönlichkeitsstörungen behandelt wurden.

Was halten Sie von C. G. Jung?

Jung verdanken wir wichtige Beschreibungen der Charakterzüge von Menschen. Doch seine Konzentration auf das so genannte kollektive Unbewusste ist meiner Meinung nach problematisch. Andererseits sind aber seine Untersuchungen über die Bedeutung von Symbolen wieder sehr interessant.

Sie haben sich immer gegen autoritäre Strukturen in der Psychoanalyse ausgesprochen. Schon die Ausbildung ähnelt ja oft eher dem Weg zu einem Ordenseintritt als einem wissenschaftlichen Prozess. Ich habe das selber erlebt. Das ist sicher problematisch. Aber läuft die Psychoanalyse nicht Gefahr, sich in Beliebigkeit aufzulösen, wenn es keine Dogmen, keine Exkommunikationen, kein Misstrauen gegenüber Abweichlern gibt? Schon Freud hat der Psychoanalyse Strukturen verpasst, die stark an Üblichkeiten der katholischen Kirche erinnern, Ringe wie Bischofsringe an seine Meisterschüler etc.

Ich glaube, dass diese autoritären Strukturen im Grunde ein Symptom des Widerstands gegen empirische Untersuchungen sind. Wenn wissenschaftliche Befunde langsam klarmachen, wie alles zusammenhängt, was richtig ist oder was nicht, dann braucht man sich nicht an einen Glaubenskodex zu halten.

Aber ist es für Sie nicht dann ein Problem, dass zum Beispiel, wie schon erwähnt, die Verhaltenstherapie viel mehr Effizienzstudien aufzuweisen hat als die Psychoanalyse?

Das ist tatsächlich ein Problem, aber dafür gibt es auch objektive Ursachen. Es ist viel schwerer, komplizierte Aspekte der Persönlichkeit empirisch zu untersuchen, als zu messen, ob ein Patient jetzt einen höheren oder niedrigeren Grad von Angst hat, den man in einer Tabelle abbilden kann. Da ist es viel komplizierter, zum Beispiel darzustellen, ob die Fähigkeit eines Patienten zugenommen hat, tiefere Beziehungen einzugehen. Die Methoden psychoanalytischer Forschung sind kompliziert und sie wurden erst langsam entwickelt. Mein eigenes Institut hat sich an dieser Entwicklung intensiv beteiligt.

Sie halten also auch was die Psychoanalyse betrifft Therapieeffizienzforschung für wichtig?

Ja zweifellos. Die Psychoanalyse als kulturelles Geschenk für die Menschheit ist bereits im zwanzigsten Jahrhundert so ausgebaut worden, dass sie ganz sicher als ein wichtiger intellektueller Beitrag zu unserem Verständnis der Welt Bestand haben wird. Aber ob sie als Wissenschaft, als Beruf überlebt, wird davon abhängen, ob sie sich durch Forschung bewährt. Und das wird sie auf Dauer nur können, wenn sich die psychoanalytischen Institutionen verändern, vor allem wenn mehr Gewicht auf Forschung gelegt wird. Nicht jeder Analytiker muss Forscher werden, aber wir sollten Forschung unterstützen und sie gemeinsam mit Wissenschaftlern anderer Richtungen betreiben, anstatt uns davon auszuschließen. Scherzhaft gesagt habe ich manchmal den Eindruck, dass die institutionelle Psychoanalyse der beste Beweis für Freuds Todestrieb ist.

Die Psychoanalyse produziert ja keine Wahrheiten. Sie sprechen in Ihren Texten oft von »entdecken«, als gäbe es da eine verborgene Wirklichkeit, die man wie mit dem Skalpell freilegen könnte. Dagegen könnte man psychoanalytische Begriffe aber auch in ganz positivem Sinn als ausgedachte Konstrukte sehen, die in einem Dialog mit dem zu Analysierenden heilsame Wirkungen auslösen, deren »Wahrheit« also nur in der Wirkung liegt. Ein Wiener Psychoanalytiker hat uns mal gesagt: »Wir brauchen unsere Ausbildung doch nicht für die Patienten, sondern wir brauchen unsere Ausbildung für uns. Wenn wir an die Wahrheit unserer unterschiedlichen Therapieschulen glauben, dann gibt uns das Sicherheit, und diese Sicherheit wirkt.« Das war natürlich ein bisschen Wiener Sarkasmus, aber es hat ja auch etwas Wahres. Außerdem fällt doch auf, dass gewöhnlich Patienten von jungianischen Therapeuten jungianische Träume haben, in Träumen von Frankl'schen Patienten oft die Sinnfrage hinter jeder Ecke lauert, und sogar in der Physik betonte Albert Einstein die Abhängigkeit der Beobachtung vom Beobachter. »Was ist Wahrheit?«, fragt Pilatus Jesus. Gibt es psychoanalytische Wahrheiten?, frage ich Otto Kernberg.

Sie haben vollkommen Recht, dass jungianische Patienten jungianische Träume haben, kleinianische Patienten kleinianische Träume und so weiter. Das hat damit zu tun, dass tatsächlich die Theorie der Therapeuten unvermeidlich die Patienten beeinflusst und dass man bei frei assoziierenden Patienten erkennen kann, wer da früher der Analytiker war. Deshalb achten wir sehr darauf, Patienten so weit wie möglich nicht unsere spezielle Terminologie einzuimpfen. Und es stimmt auch, dass Deutungen zunächst einmal bloße Hypothesen sind, die bestätigt oder nicht bestätigt werden …

Aber nochmal nachgefragt: Gibt es psychoanalytische Wahrheiten oder können wir nicht doch bloß nur die Effizienz bestimmter Theorien feststellen? Das kollektive Unbewusste zum Beispiel – um jetzt mal einen jungianischen Begriff zu nehmen – das gibt es ja im Grunde gar nicht, man kann es nicht messen oder irgendwo lokalisieren. Was es gibt, ist ein jungianischer Therapeut, der mit einem Patienten über das kollektive Unbe-

wusste spricht, und dadurch geht es dem Patienten anschließend besser. Die Besserung ist aus meiner Sicht sozusagen das Kriterium für die therapeutische Wahrheit. Und diese Besserung kann man wissenschaftlich mit Hilfe der Therapieeffizienzforschung feststellen.

Die Effizienz könnte man tatsächlich Wahrheit nennen.

Wie wichtig ist – ganz unabhängig von seiner Ausbildung – die Grundpersönlichkeit des Therapeuten für den Therapieerfolg?

Ich würde sagen, dass Empathie, also die Fähigkeit zum Einfühlen, zum Mitfühlen wichtig ist. Das ist übrigens eine grundlegende Fähigkeit, die sich schon früh im Leben entwickelt.

Empathie setzt ja Beziehungsfähigkeit voraus. Für das Verständnis Ihrer Form von Therapie ist ja die so genannte Objektbeziehungstheorie von zentraler Bedeutung, die besagt, dass der Mensch sozusagen aus Beziehungen besteht, sodass die Zusammenballung aller gelungenen und misslungenen Beziehungserfahrungen seines Lebens wesentlich seine Psyche bestimmt. Kann man das so sagen?

Das kann man so sagen. Objekte sind dabei keine toten Gegenstände, sondern die wichtigen anderen Personen eines Lebens, sodass wir immer, wenn wir etwas ganz intensiv fühlen, sei es Freude, Abscheu, Angst, Überraschung, uns stets gleichzeitig in solchen Beziehungen mit wichtigen Mitmenschen erleben.

Ich habe mich sehr mit Martin Buber beschäftigt …

… gerade vor einer Minute habe ich an Martin Buber gedacht …

Von dem stammt ja der Satz: »Das Ich wird am Du.« Also die erste Erfahrung ist nicht das Ich, wie man denken könnte, sondern die erste Erfahrung, sagt Buber, ist das Du der Mutter, und indem ich das Du der Mutter erlebe, erlebe ich: Aha, da bin ja ich.

Ja, da hat Buber zum Teil recht, aber er ist nicht präzise genug.

Ich finde ihn philosophisch sehr präzise, aber er ist natürlich kein Analytiker …

Aus analytischer Sicht würde ich sagen: Ich lebe innerlich in einer Welt, in der ich immer schon von den wichtigsten Personen meines Lebens umringt bin, und diese Welt ist meine Persönlichkeit, meine Seele. In der psychoanalytischen Behandlung sagt mir dann der Analytiker: »Vergessen Sie jetzt mal alle Konventionen, sagen Sie frei heraus einfach alles, was Ihnen gerade so in den Kopf kommt. Sie haben hier eine vollkommene Freiheit. Solange Sie mir nicht das Telefon an den Kopf schmeißen und solange Sie sich hier nicht nackt ausziehen, können Sie machen, was Sie wollen, während Sie mir gleichzeitig bitte dauernd sagen, was in Ihnen vorgeht.« Und während der Patient frei assoziiert und der Therapeut aufmerksam zuhört und sich in den Patienten hineinzuversetzen versucht, können wichtige verletzende Beziehungen aus früheren Zeiten im Gefühl des Patienten auftauchen und er behandelt den Therapeuten plötzlich so, als sei er der Mensch von damals, er behandelt ihn zum Beispiel wie einen brutalen Gefängniswärter und fühlt sich selber dabei als armes Opfer.

Die Wirkung der Psychoanalyse wäre dann, dass diese schlimmen Erfahrungen, die der Patient gemacht hat und die unabgeschlossen in ihm weiterrumoren und ihm so Probleme bereiten, dass diese Erfahrungen jetzt im Raum mit dem Psychoanalytiker sozusagen noch einmal inszeniert werden, aber jetzt nicht wieder katastrophal enden. Denn der Psychoanalytiker hält dem stand …

… und erklärt dem Patienten, dass das eine Wiederholung aus der Vergangenheit ist, die mit der aktuellen Beziehung zum Therapeuten eigentlich gar nichts zu tun hat. Und so versteht und erlebt der Patient in der Fantasie: Jetzt hasse ich meinen Vater und der wird mich kastrieren, aber gleichzeitig in der Realität: Ich reagiere zwar jetzt rasend auf meinen Analytiker, aber der bleibt trotzdem vollkommen ruhig und erklärt mir, was hier eigentlich los ist, sodass sich am Ende der Behandlung eine realistische, gute Beziehung zum Therapeuten entwickelt.

Allerdings ist das ja eine künstliche Beziehung …

Es ist eine Beziehung, die normalen Beziehungen ähnelt, aber nicht eine normale Beziehung ist. Denn unter normalen Umständen würde man sich beherrschen und wenn man normalerweise Leute so hemmungslos behandeln würde wie den Analytiker, dann würden die nicht mit »technischer Neutralität« reagieren wie dieser Psychotherapeut, sondern dann gäbe es im Zweifel neue Probleme.

Ich habe deswegen Psychotherapie mal eine künstliche methodische Beziehung auf Zeit für Geld genannt …

Ich habe das Wort künstlich nicht gerne, denn das klingt so artifiziell …

Aber Ars heißt ja Kunst, vielleicht einigen wir uns auf kunstvoll …

Einverstanden. Dieses Konzept der technischen Neutralität ist übrigens eines der fundamentalen Konzepte der Psychoanalyse. Der Psychoanalytiker wird in eine manchmal dramatische Wiederinszenierung des Patienten verstrickt, erlebt dabei auch selber Wut, Ärger, erotische Anziehung, aber er lebt das nicht aus, sondern er versteht auf diese Weise, indem er seine eigenen Gefühle erlebt, seinen Patienten besser. Der Analytiker kann wütend sein: Diesen verdammten Patienten würde ich jetzt am liebsten aus dem Fenster des 32. Stocks werfen und warten, bis ich das »Plopp« höre.

Aber er darf das nicht tun, und weil Sie ein guter Psychoanalytiker sind, konnten Sie es sich leisten, tatsächlich im 32. Stock Ihre Praxis zu haben.

Ja (lacht), genau.

Anfänger sollten im ersten Stock arbeiten.

Ja. (Beide lachen.) Wir müssen angehende Analytiker zuerst mal unterrichten: Sie könnten zum Beispiel starke sexuelle Gefühle Patienten gegenüber entwickeln und die Fantasie haben, Sie würden gerne mit dieser Patientin eine leidenschaftliche sexuelle Beziehung eingehen. Es ist vollkommen in Ordnung, dass Sie diese Fantasien haben und dass Sie dann untersuchen, was in dieser Patientin es ist, das in Ihnen diese Fantasien hervorbringt. Aber der professionell arbeitende Therapeut muss sich natürlich davor hüten, diese Gefühle auszuleben.

Da kann es dann aber Probleme geben. Der bekannte Psychoanalytiker Christian Reimer, den Sie kennen, hat schon vor 20 Jahren bei einer großen Psychotherapeutentagung Erschreckendes über sexuellen Missbrauch in der Psychotherapie berichtet. Die Leidtragenden sind zumeist Frauen, die schwerste Traumatisierungen davontragen können. Er sprach damals davon, dass etwa 10 Prozent der Psychotherapeuten sexuellen Missbrauch betreiben, eine erschütternde Zahl. Das hat selbstverständlich damit zu tun, dass man einem völlig fremden Menschen, nur weil er Psychotherapeut ist, voller Vertrauen und Offenheit seine tiefsten Gefühle offenbart. Das ist natürlich eine ganz künstliche Situation, die gut kontrolliert werden muss. In der katholischen Kirche zum Beispiel ist das Seelsorgegespräch oder das Beichtgespräch am ehesten vergleichbar. Auch da offenbart man intimste Gefühle und Erlebnisse einem Menschen, mit dem einen zunächst mal gefühlsmäßig kaum etwas verbindet. Auch das ist keine sozusagen normale Situation. Wenn ein Seelsorger nicht gut ausgebildet oder unverantwortlich ist, kann es passieren, dass er aus der Rolle fällt und Missbrauch betreibt. Die Folgen können genauso schlimm sein, wobei zur Zeit ja vor allem der Missbrauch von Kindern und Jugendlichen Thema ist. Wie sehen Sie das? Wie kann man in der Psychotherapie Missbrauch verhindern?

Die Statistik ist richtig. Ich kenne aus Studien die Zahl 13 Prozent, und zwar bei allen psychotherapeutischen Schulen gleichermaßen, obwohl wahrscheinlich niedriger bei den Psychoanalytikern.

Die bekannte John-Jay-Studie kam 2004 in Amerika auf 4,4 Prozent beschuldigter Kleriker. Bei uns in Deutschland sind die Zahlen vergleichbar, allerdings ging es da wie gesagt insbesondere um Missbrauch von Kindern und vor allem älteren Jugendlichen.

Was Psychotherapeuten betrifft, sind hauptsächlich narzisstische Persönlichkeitsstörungen ein Risikofaktor. Mit narzisstischen Persönlichkeitsstörungen befasste man sich intensiver erst in den 70er-Jahren, sodass man diese Pathologie bei vielen Psychotherapeuten übersah. Ich schätze, dass etwa 80 Prozent der Analytiker, die missbraucht haben, narzisstische Männer sind, die restlichen 20 Prozent sind zumeist sadomasochistisch veranlagt, sowohl Männer als auch Frauen.

Ich bin schon lange der Auffassung, dass Narzissmus auch fürs Priesteramt ungeeignet macht. Neben anderen Risiken fehlt vor allem die Empathie, das Einfühlungsvermögen für andere Menschen, aber zugleich ist der Priesterberuf für Narzissten außerordentlich attraktiv. Mit schönen Gewändern angetan inmitten einer Gemeinde zu stehen und widerspruchslos predigen zu können, das muss für Narzissten so attraktiv sein, wie Schnaps für einen Alkoholiker.

Ich habe mir darüber nie Gedanken gemacht, aber das ist einleuchtend.

Würden Sie denn auch einem narzisstischen Ausbildungskandidaten von einer Ausbildung als Psychoanalytiker abraten?

Ich würde schweren narzisstischen Persönlichkeiten raten, nicht diesen Weg zu gehen. Aber es gibt auch manche narzisstische Persönlichkeiten, die großes Interesse haben, anderen Menschen zu helfen, und dabei auch ehrlich sind. Die würde ich dann darauf aufmerksam machen, dass das eine wichtige Problematik ist, die sie in ihrer persönlichen Behandlung lösen müssen, und dann würde ich hoffen, dass sie zu einem Lehranalytiker kommen, der fähig ist, gut und erfolgreich mit narzisstischen Persönlichkeitsstrukturen umzugehen. Wenn Ihnen so eine narzisstische Persönlichkeit aber sagt: »Menschen langweilen mich, ich mache Psychotherapie, aber ich find's im Grunde langweilig«, dann sage ich denen: »Warum wollen Sie dann Psychotherapeut werden? Werden Sie doch besser Neurowissenschaftler oder Psychopharmakologe!«

Das Problem ist ja, dass Priester als gute Seelsorger und Psychoanalytiker als gute Psychotherapeuten die Fähigkeit haben müssen, sich für andere Menschen wirklich zu interessieren, sich in andere Menschen hineinzuversetzen, mit ihnen mitzufühlen, und genau das können ausgeprägt narzisstische Menschen ja nicht. Aber leider sind diese Berufe aus den schon genannten Gründen für Narzissten außerordentlich attraktiv, doch das Scheitern ist dann manchmal vorprogrammiert.

Ja, für Narzissten sind das sozusagen gefährliche Berufe. Aber auch eine sadomasochistische Veranlagung ist problematisch. Ich gebe Ihnen ein Beispiel: Ein Analytiker mit einer masochistischen Persönlichkeit hatte eine wunderschöne, schwer traumatisierte Patientin, die selbst masochistisch war, nur unglückliche Liebesaffären hatte und jetzt in der Therapie das Gefühl bekam, der beste Mann, den sie je kennengelernt hatte, sei dieser Analytiker. Wenn der sie lieben würde, dann hätte sie endlich ein normales Leben. Und er fühlte, dass er sie sehr, sehr tief verstand, und spürte, das ist eine Frau, für die ich gerne mein Leben hingeben würde. Aber anstatt diese eigenen Gefühle, die von der Pathologie der Patientin produziert wurden, neutral zu analysieren, zerstörte er seine berufliche Existenz, indem er eine sexuelle Beziehung mit ihr einging. Sich selbst als Therapeuten ethisch, professionell, praktisch, psychologisch zu zerstören, das ist das Masochistische daran.

Was haben Sie getan, wenn Sie mit missbrauchenden Analytikern zu tun hatten?

Wenn eine masochistische Problematik vorliegt, dann haben diese Menschen doch immerhin die Fähigkeit zu tiefen menschlichen

Beziehungen. Deswegen kann man sie durchaus erfolgreich analytisch behandeln und dann können sie unter Supervision aus meiner Sicht auch wieder Patienten behandeln. Es gibt aber auch ganz spezielle Probleme. Nehmen wir an, Sie haben einen männlichen Patienten mit schwerer narzisstischer Pathologie und eine weibliche Analytikerin mit masochistischer Einstellung. Dieser narzisstische Patient versucht, seine Großartigkeit zu beweisen, indem er die Analytikerin verführt, und wenn das ein mächtiger, attraktiver, geschickt manipulierender Narzisst ist und eine schüchterne, masochistische Analytikerin, dann kann es ihm vielleicht gelingen, sie ins Bett zu bekommen. Sehr häufig empfinden Frauen ohne jede Missbrauchspathologie in ihrer Ausbildung als Analytikerin solche männlichen narzisstischen Patienten als eine emotionale Gefahr. Ich supervidierte eine Ausbildungskandidatin, die mir sagte: »Mein Problem ist, ich gestehe Ihnen, wenn ich diesen Mann an einem Abend in einer Bar sehen würde, mit dem ginge ich ins Bett.« Ich sagte: »Ich danke Ihnen für Ihre Ehrlichkeit, ich glaube, Sie sollten das in Ihrer eigenen Analyse besprechen, aber das ist ganz klar die Problematik Ihres narzisstischen Patienten. Der hat unter Vorspiegelung erotischer Wünsche nur den einen Wunsch, Sie als Analytikerin zu unterdrücken und zu zerstören. Das ist reine Aggression, auf die Sie reagieren, als ob es eine unwiderstehliche sexuelle Annäherung wäre.« Diese Kandidatin ist heutzutage eine der bekanntesten Analytikerinnen und eine fabelhafte Therapeutin.

Sie hat das ja auch nicht ausgelebt, sondern nur fantasiert und ganz professionell besprochen.

Das zeichnet eine gute Therapeutin aus.

Welche Regelungen gibt es beim Umgang mit Missbrauch in der Psychoanalyse zum Beispiel hier in den USA?

Missbrauch ist ein strafbares Delikt, das gegen die ärztlichen Pflichten verstößt. Er würde im Übrigen auch zu einem Disziplinarverfahren innerhalb der Fachgesellschaft führen mit der Folge, dass einem solchen Mitglied Behandlung angeraten wird, dass es suspendiert oder sogar ausgeschlossen wird. Man muss so etwas immer von Fall zu Fall entscheiden.

Passiert das häufig?

Ja, solche Verfahren könnten vielleicht ein bis drei Prozent der Therapeuten betreffen, aber ich finde, das ist schon zu häufig.

Es gibt also keine generellen Regelungen?

Weil die Fälle eben so unterschiedlich sind. Die schlimmste Sorte, das sind die so genannten *predators*, die Raubtiere, das sind Menschen mit einer antisozialen Persönlichkeitsstörung, die aber vorher niemandem aufgefallen sind. Ich gebe Ihnen ein Beispiel: Da gab es einen psychoanalytischen Psychotherapeuten, hochintelligent, charmant, verheiratet, zwei Kinder, ein wunderbarer Koch, jedenfalls ein rundum angenehmer Mensch. Aber ohne dass wir Kollegen das wussten, ging der buchstäblich mit jeder Frau ins Bett, die zu ihm in Behandlung kam. Das kam erst heraus, als er mit dem Gesetz in Konflikt geriet. Irgendwann erpresste ihn eine Frau, die er loswerden wollte, aber die offensichtlich auch antisoziale Züge hatte, und er verständigte sich mit ihr auf monatliche Zahlungen. Doch als er den Scheck einer Frau, die bei ihm in Behandlung war, ihr weitergab, rief sie diese Frau an und da kam heraus, dass die auch Sex mit ihm hatte. Daraufhin gingen beide Frauen zur Polizei und die schickte nun intelligenterweise eine Polizistin zu ihm in Behandlung, die er natürlich auch ins Bett bekommen wollte. So wurde er geschnappt und verlor seine Lizenz. Er versprach, den Staat zu verlassen, aber im nächsten Staat wiederholte sich dasselbe. Schließlich kam er ins Gefängnis, in dem er möglicherweise heute noch sitzt. Das ist leider nicht das einzige Beispiel eines »Raubtiers«. Solche Menschen sind als Therapeuten natürlich völlig ungeeignet, ja sogar gefährlich und übrigens als antisoziale Persönlichkeiten auch unbehandelbar.

Viel häufiger gibt es allerdings, wie gesagt, ein Problem mit Analytikern, die narzisstische Persönlichkeiten sind. In einem wichtigen Land hatte zum Beispiel der Chef der Ethikkommission eine Affäre mit einer Patientin. In einem anderen Land gab es den Leiter einer psychoanalytischen Gesellschaft, der schlief mit allen Ausbildungskandidatinnen, die er in Lehranalyse hatte. Und niemand traute sich, etwas zu sagen, weil er so mächtig war, und die Kandidatinnen Angst hatten, dann nicht angenommen zu werden.

Also ein Fall, der exakt so klingt, wie der international bekannte Fall des Hollywoodproduzenten Harvey Weinstein?

Ja genau. Eines Tages starb dieser Mensch an einem Infarkt und während der Gedenkfeier für ihn stand eine Analytikerin auf und sagte: »Dieser Mann hat mit mir während meiner ganzen Behandlung Sex gehabt. Und ich dachte, dass man das hier über ihn wissen sollte, wo alle doch so viel Positives über ihn sagen.« Entsetzen! Drei Wochen später meldeten sich zwei andere Kandidatinnen, die dieselbe Erfahrung gemacht hatten, und dann noch eine weitere Analytikerin. So kam die ganze Sache ans Licht und es ist natürlich ein typisches Kennzeichen eines autoritär geführten Ausbildungsinstituts, dass solch ein psychopathisches Verhalten so viele Jahre lang vor sich gehen kann, ohne dass dem Einhalt geboten wird. Man hat das Institut dann klammheimlich geschlossen und das Ganze ist öffentlich nie bekannt geworden.

Dieser Fall ist sehr interessant, denn autoritäre Strukturen gibt es ja zum Beispiel auch in der katholischen Kirche. Und auch da gibt es dann ähnliche Situationen: Der hochangesehene Pfarrer ist gestorben und das, was sich zu seinen Lebzeiten niemand aufzudecken traute, kommt nach dem Tod ans Tageslicht. Das ist also kein spezifisch katholisches Phänomen.

Ja.

Sind Ihnen noch andere Fälle in Erinnerung geblieben?

Als Präsident der Internationalen Psychoanalytischen Vereinigung bekam ich mit vielen solcher Fälle zu tun. Da gab es zwei Lehranalytiker, die sich gegenseitig Kandidatinnen für Sex zuschoben. Ich sollte mit einem Komitee die Sache untersuchen. Fünf Tage lang habe ich mich in diesem Land aufgehalten und fühlte mich wirklich zwischenzeitlich wie im Irrenhaus. Wir haben die ganze Psychoanalytische Gesellschaft dann aufgelöst und eine neue Gesellschaft gegründet. Dabei erfuhr ich dann von einem noch skandalöseren Fall. Ich traf mich mit einem sehr angesehenen Analytiker, der in einem anderen Land seine Ausbildung gemacht hatte, um ihn für diese neue Gesellschaft zu gewinnen. Dabei war ich sehr offen. Und da erzählte er mir beim Mittagessen eine hanebüchene Geschichte, die ich erst gar nicht glauben wollte, bis sie mir später ein sehr seriöser Freund, der den Fall genau kannte, Punkt für Punkt bestätigte: Dieser Mann war in diesem anderen Land bei einem Lehranalytiker in Ausbildung gewesen. Auch seine Frau war psychoanalytische Ausbildungskandidatin, aber was er nicht wusste war, dass sein Lehranalytiker ein Verhältnis mit seiner Frau angefangen hatte. Alle Kolleginnen und Kollegen dagegen wussten das, nur eben er nicht …

Das ist ja ganz schrecklich, er sprach wie üblich in der Lehranalyse über seine intimsten Gefühle und der Mann, dem er das voller Vertrauen erzählte, schlief mit seiner Frau …

Eines Tages saß er mit Kollegen zusammen. Sie diskutierten einen Fall und irgendein Kollege erwähnte in irgendeinem Zusammenhang diese Affäre. Da stutzte dieser Mann und fragte: »Sprechen Sie von meiner Frau?« Der Kollege antwortete ganz überrascht: »Ja, natürlich, ich dachte, Sie wissen das, alle wissen das.« Schrecklich. Die ganze Gruppe sah ihn an, als ob er verrückt sei, denn tatsächlich war das allen bekannt und sie gingen davon aus, dass er das auch wusste …

Furchtbar.

Darauf nahm dieser Mann eine Pistole, ging ins Büro dieses Lehranalytikers und sagte: »Sie geben mir jetzt einen Scheck in Dollar für alles, was ich Ihnen für meine Lehranalyse bezahlt habe …«, es waren damals vor vielen Jahren etwa 30.000 Dollar, »sonst erschieße ich Sie!« Der Lehranalytiker gab ihm diesen Scheck und mein Gesprächspartner verließ das Land und verließ die Frau. Das löste einen Skandal in der Psychoanalytischen Gesellschaft seines Heimatlandes aus, denn alle Mitglieder hatten ja von dieser Sache gewusst und nichts getan. Das Exekutivkomitee entschloss sich, ihm zu schreiben und ihm zu versichern, dass er seine Ausbildung komplett abgeschlossen habe. Auf diese Weise wurde die ganze Sache totgeschwiegen. Nachdem er mir das erzählt hatte, fragte er mich: »Glauben Sie, dass ich je wieder einer solchen Gesellschaft beitreten werde, wo doch mein Lehranalytiker in der korrupten Gesellschaft meines Heimatlandes noch immer als ein berühmter Analytiker gilt? Können Sie verstehen, warum ich Sie bitte möchte, mich mit einem solchen Anliegen in Ruhe zu lassen?« Dieser Lehranalytiker hat wirklich Schreckliches angerichtet. Was ich damit sagen will ist, es gibt eine kleine Zahl dieser völlig rücksichtslosen gefährlichen »Raubtiere« und die müssen natürlich aus dem Beruf entfernt werden.

Wenn Sie von Missbrauch erfahren, wird das dann normalerweise sozusagen automatisch dem staatlichen Gericht gemeldet oder wird das intern geregelt?

Das hängt davon ab, in welchem Moment man davon erfährt. Wenn wir die Ersten sind, die davon erfahren, dann geben wir den Fall unserem Ethikkomitee. Das Ethikkomitee untersucht und entscheidet, spricht mit allen Betroffenen und erklärt misshandelten Patienten ihr Recht, legal Anzeige zu erstatten, sodass Patienten wissen, was sie rechtlich tun können. Die meisten Patienten werden das nicht machen. Aber das Ethikkomitee entscheidet jedenfalls, ob der Täter ausgeschlossen werden soll und auch ob er seitens der Fachgesellschaft der staatlichen Gerichtsbarkeit überstellt wird oder nicht.

Woher kommt denn die Zahl von 13 Prozent missbrauchenden Psychotherapeuten?

Aus der Forschung. Da wurden anonymisiert Therapeuten befragt und es kam heraus, dass 13 Prozent der befragten Therapeuten bekannten, missbraucht zu haben.

Gibt es Meldestellen, wo sich missbrauchte Patientinnen und Patienten melden können, einen eigenen dafür Beauftragten der Fachgesellschaft?

Dafür gibt es das Ethikkomitee der Gesellschaft und das funktioniert ganz gut. Es gibt dafür keine speziellen Ansprechpartner der Psychoanalytischen Gesellschaft. Und man kann eben natürlich auch vor Gericht gehen.

13 Prozent missbrauchende Psychotherapeuten, 4 Prozent beschuldigte katholische Priester, das sind Zahlen, hinter denen viele Tragödien stecken, wobei nochmal betont werden muss, dass es sich bei den Priestern um den Missbrauch von Kindern und Jugendlichen handelt, aber auch der Missbrauch von Erwachsenen in der Psychotherapie kann dramatische Folgen haben, weil auch hier Abhängigkeit ausgenutzt wird. Sexueller Missbrauch ist ja ganz entscheidend ein Missbrauch von Macht. Was beide Berufe verbindet, ist die intime menschliche Zuwendung zu Menschen in Not, in Beichte und Seelsorge einerseits und in Psychotherapie andererseits. So etwas ist immer riskant, weil hier schnell und kaum merklich Grenzen überschritten werden können. Es ist bezeichnend, dass bei Untersuchungen herauskam, dass Diakone, die keine Beichte hören dürfen und weniger in der Seelsorge im engeren Sinn eingesetzt sind, sondern mehr allgemein in sozialer Tätigkeit, weniger missbrauchen als Priester, die diesen intimeren Zugang haben und außerdem viel mehr Macht haben als Diakone, die, wie der Name schon sagt, eher in dienender Funktion eingesetzt werden. Die Ausnutzung von Macht und Autorität ist, wie Sie erzählt haben, ja auch bei Psychoanalytikern ein Problem. Überraschen Sie diese Zahlen bei der katholischen Kirche?

Nein, ich halte es für genauso möglich und wahrscheinlich wie bei Psychotherapeuten. Aber es ist in beiden Fällen dann doch erstaunlich, weil es ja gegen alles verstößt, was man in der Ausbildung gelernt hat und ebenso gegen fundamentale moralische Prinzipien, beim Priester noch zusätzlich gegen Gottes Gebot. Ein solches Verhalten widerspricht eklatant dem jeweiligen Berufsethos. Wenn Rechtsanwälte mit ihren Kunden Sex haben, ist das menschlich verständlicher, als wenn ausgerechnet Psychotherapeuten oder auch Priester das machen. Scheidungsanwälte haben oft Sex mit dem Scheidungsopfer, aber das hat keine speziellen moralischen Implikationen.

4. Was ist ein guter Psychotherapeut, Herr Kernberg? – Der Unterschied zwischen Psychotherapie und Seelsorge

Können Sie mal Psychotherapeuten nennen, die Sie sehr beeindruckt haben?

Da kann ich nicht nur einen nennen. Wer mich zum Beispiel sehr beeindruckt hat, sind Julie und John Gottman. Das ist ein Paar, das hervorragende kognitive Verhaltenstherapie für Paarkonflikte macht und von denen ich sehr viel gelernt habe.

Was hat Sie da besonders beeindruckt?

Dass sie sehr viel gute Forschung gemacht haben. Und sie haben auch keine simple Vorstellung einer Partnerschaft nach dem Motto, dass man einfach irgendwie offen und tolerant sein soll. Das stimmt ja, aber das ist natürlich nicht genug. Julie und John Gottman arbeiten mit gesundem Menschenverstand und gesunder Menschenverstand ist der Anfang guter Psychotherapie. Eine ihrer Techniken ist zum Beispiel, ein Paar in einem schweren Konflikt sich gegenübersitzen zu lassen mit jeweils einem Therapeuten hinter ihrem und seinem Stuhl. Und dann kommt die Anweisung: »Sagen Sie uns bitte in 20 Minuten, wie Sie sich Ihre Ehe idealerweise vorstellen würden. Versuchen Sie dabei, Ihre Wünsche so zu beschreiben, dass Sie Ihren Partner dabei nicht kritisieren. Später können wir darüber sprechen, damit er genau lernen kann, was Sie wollen.« Die Therapeuten schlagen den beiden dann vor, nachzufragen, sodass man sich auf den anderen konzentrieren kann, ohne angegriffen zu werden. Das ist für viele ganz neu und sehr nützlich. Früher hat man sich oft immer wieder angegriffen und sich gar nicht zugehört. Die Partner verstehen dann auch, wo sie unterschiedlicher Auffassung sind, und können da Kompromisse schließen. Das ist so intelligent, taktvoll und verständlich gemacht, dass mich das sehr beeindruckt hat. Die haben auch viel Forschung betrieben und ich würde mir wünschen, Analytiker würden da genauso akribisch sein wie diese beiden. Bei all ihren Forschungen stießen sie immer wieder auf die so genannten »vier Reiter der Apokalypse«, also Verhaltensweisen, die eine hohe Wahrscheinlichkeit in sich bergen, dass ein Paar binnen fünf Jahren auseinandergehen wird.

Können Sie die mal nennen?

Wenn sich ein Partner dauernd angegriffen fühlt, sich nur noch rechtfertigt, wenn er sich verachtet fühlt, und schließlich, wenn er sich emotional zurückzieht.

Können Sie noch anderes nennen, was nach Ihrer Erfahrung einen guten Therapeuten auszeichnet?

Er muss Lebenserfahrung haben. Zum Beispiel auch Erfahrung, wie man sich in Institutionen richtig verhält. Wenn ein Patient einem erzählt: »Mein Chef, der ist unmöglich, deswegen versuche ich gar nicht mit dem zu sprechen, sondern bin gleich zu seinem Chef gegangen, um mich zu beklagen«, dann sollte man als Therapeut wissen, dass das in Institutionen ganz schlecht ist. Man muss erst direkt mit seinem Chef sprechen, sonst gerät man ganz ins Abseits. Auch was die Sexualität betrifft, ist es gut, wenn der Therapeut selber ein gutes, normales Sexualleben hat. Dann kann er Hemmungen des Patienten viel leichter einschätzen. Es ist auch wichtig, dass der Therapeut aus eigener Erfahrung weiß, wie wichtig Freundschaften sind, sodass er sich fragen kann: Warum haben die beiden Partner eigentlich keine gemeinsamen Freunde, was soll diese merkwürdige Isolierung, was stimmt da nicht?

Wann sollte man aus Ihrer Sicht zum Psychotherapeuten gehen?

Wenn Angstzustände, Depressionen, sonstige psychische Probleme so ausgeprägt sind, dass sie Ihr Leben einschränken, vor allem wenn immer wieder dieselben Probleme entstehen z. B. in persönlichen Beziehungen und Sie das beunruhigt, weil das Ihr Leben versaut, aber Sie den Eindruck haben, dass Sie das alleine nicht ändern können. Man denkt sich: Ich werde mich nie wieder so verhalten, und das nächste Mal geschieht genau dasselbe. Wenn man sich diesem störenden Verhalten sozusagen ausgeliefert fühlt, dann sollte man sich Hilfe bei einem Psychotherapeuten holen.

Sollte man im Zweifel zum Psychotherapeuten gehen oder das im Zweifel erst mal eher nicht tun, was raten Sie da?

Ich würde sagen: Im Zweifel gehen Sie hin. Aber ich würde mir ein bisschen Zeit nehmen, einen wirklich erfahrenen Therapeuten zu finden.

Okay. Wie lang sollte eine Psychotherapie aus Ihrer Sicht maximal dauern?

Das hängt vollkommen von der Problematik des Patienten ab und von der Methodik. Es gibt Kurztherapien, von einer Beratung von einer Stunde bis zu 15 Stunden. Aber es gibt auch langwierige Therapien, die drei oder sechs Monate dauern. Für schwere Persönlichkeitsstörungen dauern die Behandlungen ein bis zwei Jahre und manche Behandlungen dauern vier oder fünf Jahre, besonders wenn es sich um Psychoanalyse handelt.

Der Psychoanalytiker Christian Reimer, von dem hier schon einmal die Rede war, hat bei einem Vortrag über Missbrauch in der Psychotherapie mal den Brief eines Analytikers vorgelesen, der seine Patientin übel beschimpfte, als sie nach 10-jähriger erfolgloser Behandlung die Therapie beenden wollte. Es sei auch Missbrauch, so sein Fazit, wenn Therapeuten sich unverzichtbar machen, sodass eine solche therapeutische Beziehung eigentlich nie beendet werden kann.

Es gibt tatsächlich wenige Fälle, in denen eine sehr lange Therapie wichtig ist, besonders bei narzisstischen Persönlichkeiten. Aber es gibt natürlich auch Fälle, bei denen so eine Behandlung überhaupt nicht hilfreich ist, sich im Kreis dreht und abgebrochen werden sollte. Ich würde das nicht gleich Missbrauch nennen, sondern eher eine verfehlte, eine erfolglose oder auch eine überhaupt irrtümlich begonnene Therapie.

Was war Ihre längste Therapie?

So ungefähr 13 Jahre.

War diese Therapie am Ende erfolgreich?

Ja, das war eine sehr nötige und dann auch erfolgreiche Therapie einer schwer kranken Patientin.

Wann sollte man den Therapeuten wechseln?

Wenn man fühlt, dass der Therapeut einem nicht mehr helfen kann. Gute Therapeuten sagen das gegebenenfalls auch selber und holen bei schwierigen Verläufen eine zweite Meinung ein.

Es mag Therapeuten geben, die das nicht gerne haben …

Jeder Therapeut muss immer bereit sein, die Suche nach einer zweiten Meinung zu unterstützen. Ich sage dem Patienten manchmal: »Ich bin da nicht sicher, wollen wir nicht mal jemand anderes fragen?«

Auch Otto Kernberg braucht also manchmal Hilfe …

Oh selbstverständlich. Das ist sogar sehr beruhigend für Patienten, denn sie erkennen die Ehrlichkeit des Therapeuten, dass er nicht großartig so tut, als ob er alles versteht und alles weiß. Wenn der Patient natürlich jede Woche eine zweite Meinung hören will, dann sollte er sich besser einen anderen Therapeuten suchen.

Gibt es in der westlichen Welt aus Ihrer Sicht inzwischen eher zu viel oder immer noch eher zu wenig Psychotherapie?

Ich glaube zu wenig. Es fehlt oft an den finanziellen Mitteln, alle zu behandeln, die es brauchen.

Es gibt existenzielle Krisen, Liebeskummer, auch wiederholten Liebeskummer, das ist ja noch nicht krank, aber oft todtraurig – und Psychotherapie ist ja nicht nur etwas Gutes, sie hat auch Nebenwirkungen. Man kann zum Beispiel die Unbefangenheit im Umgang mit sich selbst verlieren und so weiter. Wie kann man aus Ihrer Sicht unterscheiden, ob eine Lebenskrise vorliegt, in der man einen guten Freund oder einen lebensweisen Menschen braucht oder ob Psychotherapie erforderlich ist? Zu mir sind nicht selten Menschen gekommen, die dachten, sie brauchten Psychotherapie, und ich habe dann lange mit ihnen gesprochen und am Ende gesagt: »Sie haben eine schwierige Situation, ich finde das sehr bedrückend, was Sie erleben, aber ich kann Ihnen auch eine gute Nachricht geben, ich glaube, Sie haben keine Störung.«

Es kann sich ja zum Beispiel um ein objektives Problem handeln, das solche Menschen mit andern Leuten oder Institutionen haben, also kein Problem ihres psychischen Funktionierens. Ich schildere Ihnen mal, wie ich da vorgehe: Da kommt sagen wir mal ein Mann, der soeben eine unglückliche Beziehung beendet hat, und will jetzt Psychotherapie. Und dann sage ich: »Es ist ganz natürlich, dass Sie traurig sind, aber warum brauchen Sie Psychotherapie?« – Er: »Ich bin nicht in der Lage, eine dauerhafte Beziehung mit einer Frau zu führen.« Ich: »Wieso sagen Sie mir das? Haben Sie viele Erfahrungen mit Frauen gemacht?« Und wenn er mir dann sagt: »Das ist jetzt meine dritte Beziehung, mir passiert immer wieder dasselbe: Zuerst ist alles klar und dann nach ein paar Wochen wollen diese Frauen mich nicht mehr sehen.« Und ich: »Aber warum wollen sie Sie denn nicht mehr sehen?« – »Ich habe keine Ahnung.« – »Aber wieso denn, Sie müssen so etwas doch herausbekommen! Fragen Sie sie, warum sie Sie nicht mehr sehen wollen?« – »Ja, aber ich bekomme auf solche Fragen nie eine Antwort.« – »Das versteh ich nicht«, sage ich, »das verstehe ich wirklich nicht. Sie können keine Antwort bekommen? Da gibt es also drei Frauen, die Ihnen nicht sagen konnten, warum sie die Beziehung beenden? Ich verstehe das nicht.« Und dann frag ich ihn: »Verstehen Sie das?« Und er sagt: »Nein, das ist eben so.« Ich würde dem Patienten dann sagen: »Aber es wundert mich, dass Sie das so einfach hinnehmen. Jemand beendet eine Beziehung und Sie scheinen nicht einmal neugierig zu sein, warum eigentlich. Stellen Sie denn diese Frage wirklich?« – »Ich weiß nicht, ob ich frage.« – »Das heißt, Sie wissen nicht, ob Sie fragen? Sie geben mir nie klare Antworten. Erzählen Sie mir ein bisschen, wie sahen diese drei Frauen aus?« Und ich versuche dann zu sehen, ob er einen normalen Eindruck von einer Frau gewonnen hat, die immerhin wenigstens mehrere Wochen eine Beziehung mit ihm hatte. Nehmen wir an, alles, was er sagt, klingt ganz konfus, dann sage ich ihm: »Nach meinem Eindruck ist Ihr Problem, dass Sie nicht verstehen, mit wem Sie da eine Beziehung eingehen und deshalb natürlich vollkommen ratlos sind. Es kann gut sein, dass sich das auch auf die Beziehungen auswirkt und dass die Frauen mit Ihnen nichts mehr zu tun haben wollen, weil sie das Gefühl haben, irgendwie verstehen Sie überhaupt nicht, was in der Beziehung eigentlich geschieht.« Und damit wäre dann klar, dass eine Behandlung sehr sinnvoll ist.

Sie sind also da ziemlich direkt …

Ja, ich benütze zuerst einmal den gesunden Menschenverstand, und wenn der Patient darauf nicht reagiert, dann frage ich mich, was mit ihm los ist, bis ich eine klare Antwort habe. Er hätte mir natürlich auch sagen können: »Ja, alle drei hat gestört, dass ich schlechten Mundgeruch habe.« Und dann würde ich ihm sagen: »Gehen Sie erstmal zum Zahnarzt …«

Anfang der 90er Jahre hat vor allem in Deutschland der katholische Priester Eugen Drewermann für Aufsehen gesorgt, indem er eine Mischung unterschiedlicher psychoanalytischer Ansätze, vor allem C.G. Jung, aber auch Freud, mit existenzieller Seelsorge vermischte. Ich habe ihm damals widersprochen und mich dabei auch auf Sie berufen. Sie hatten nämlich in einem Interview für eine klare Trennung von Psychotherapie und Seelsorge plädiert. Was ist der Grund für Ihre Auffassung?

Psychotherapie beschäftigt sich mit psychologischen Problemen, die das normale Funktionieren der Persönlichkeit stören oder verhindern. Seelsorge dagegen beschäftigt sich unter anderem mit Problemen aus der Sphäre der ethischen Einstellungen, die ja auch Beziehungen betreffen können. Und wo so eine Problematik besteht, kann Seelsorge hilfreich sein. Die Existenzanalyse mischt das zum Beispiel und ich finde das problematisch.

Wenn man beide Kompetenzen gleichzeitig ausüben will, besteht die Gefahr, zum Guru zu werden. Denn Psychotherapie ist aus meiner Sicht eine künstliche oder wenn Sie so wollen kunstvolle, asymmetrische, im besten Sinne manipulative, nämlich heilende methodische Beziehung eines Experten mit einem Patienten auf Zeit für Geld. Dagegen darf Seelsorge natürlich nicht manipulativ sein und auch nicht asymmetrisch. Seelsorge ist aus meiner Sicht eine existenzielle Beziehung, also eine Beziehung auf Augenhöhe. Ein Seelsorger kann deswegen auch sehr persönlich werden, kann mir von eigenen Lebenskrisen erzählen und von der Kraft des Gebets, die ihm damals geholfen hat. Wenn aber mein Psychotherapeut mir ganz persönlich verrät, wann er mal depressiv war, finde ich das missbräuchlich. Eugen Drewermann vermittelte den Eindruck, er könne sozusagen unter Zuhilfenahme seiner psychotherapeutischen Expertise von oben herab Menschen zum Heil führen. Er hatte deswegen auch eher Anhänger als Patienten. Das fand ich gefährlich.

Ja, ich bin ganz Ihrer Meinung. Ich habe da mein eigenes Beispiel: Ich war nach dem Tod meiner ersten Frau Paulina sehr deprimiert. Ich habe das zuerst gar nicht gemerkt. Ich weiß nicht, wie ich das sagen soll, mein Gefühl war, dass ich überhaupt nichts gefühlt habe, ich konnte Musik nicht ertragen, konnte keine Romane, sondern höchstens die Zeitung lesen, Politik ging so gerade noch, aber ich konnte nichts Emotionales an mich heranlassen. Ich hatte den Eindruck, dass ich zwar alles so wie immer machte, aber nur noch ganz mechanisch, und es wunderte mich, wie gut das alles dennoch funktionierte, obwohl ich zur gleichen Zeit das Gefühl hatte, alles sei sinnlos. Das war irgendwie beängstigend. Ich musste dann zu mehreren Ärzten gehen, zum Internisten, weil mein Blutdruck kontrolliert werden musste, hatte eine Blasenentzündung, weswegen ich einen Urologen aufsuchen musste, und ging schließlich auch zum Augenarzt. Das waren ganz unterschiedliche Ärzte, die mich alle gut kannten und die mir erstaunlicherweise alle sagten, nachdem sie mit mir gesprochen hatten: »Sie sollten mal zum Psychiater gehen.« Zuerst schien es mir komisch, dass mir ein Internist sagte, ich sollte zum Psychiater gehen, aber als mir alle drei das sagten, hab ichs mit der Angst gekriegt (lacht). Doch im Ernst, ich habe auch das Gefühl gehabt, da ist irgendwas, die müssen ja irgendeinen Grund haben, mir so etwas zu sagen. Und so bin ich zu Bob Michels gegangen, einem Freund, der Psychiater und Psychoanalytiker ist, dem ich sehr vertraue und den ich bewundere, aber zu dem ich dennoch genügend Distanz habe. Der hat mich dann ein Jahr lang jede Woche einmal gesehen und das war unglaublich hilfreich. Es war ganz klar ganz normale Psychotherapie und ich bin ihm bis heute sehr dankbar dafür. Ungefähr am Ende dieser Behandlung begann meine Beziehung mit Kay und ich hatte das Gefühl, ich kann mich da jetzt nicht nur auf eine Freundschaft einlassen und dann jahrelang rumspielen, also ich war wirklich sehr verliebt und wollte sie heiraten. Aber dann dachte ich: Sie ist katholisch, ich bin jüdisch, da könnte es einen Konflikt mit meiner Religion geben. Und da sagte mir meine ältere Tochter: »Ich bin befreundet mit einem traditionell-konservativen Rabbiner, der ein sehr verständnisvoller Mensch ist. Ich glaube, das solltest du mit ihm besprechen.« Ich sagte: »Schön«, fuhr nach Cleveland und erklärte ihm, dass ich das Problem hätte, wie ich meine intensive Identifikation mit dem Judentum mit meiner Liebe für eine tief gläubige Katholikin verbinden könne. Wir redeten einen ganzen Nachmittag lang miteinander und er sah da überhaupt kein Problem. Wir sprachen über die fundamentalen Aspekte der jüdischen Religion und da hatte ich zum Beispiel das Problem, ob es ein Leben nach dem Tode gibt, denn wenn man jemand liebt, der stirbt, und man hat dann eine neue Beziehung, dann wäre man ja im ewigen Leben sozusagen mit zwei Frauen verheiratet …

… das ist eine Frage, die ja auch Jesus gestellt wurde …

Ja, ich hatte das bei C. S. Lewis gelesen und plötzlich kam mir so eine ganz persönliche Frage, denn dieser Mann erlaubte mir durch seine ganze Art, wirklich vollkommen ehrlich und offen mit ihm zu sein. Ich sprach mit ihm über dasselbe wie mit Bob Michels, aber dennoch war das eine vollkommen unterschiedliche Beziehung. Es war eine zwischenmenschliche Beziehung, in der er mir seine Auffassung von Religion, von Gott, von intimen Beziehungen darstellte, und es war sehr erleichternd, aber erleichternd ist eigentlich nicht das richtige Wort, sondern ich hatte das Gefühl, sozusagen auf eine höhere Ebene des Nachdenkens zu kommen. Und es gab dann dieses leicht komische Ende in der nächsten Stunde bei Bob Michels, als ich ihn fragte: »Also von einem psychiatrischen Standpunkt aus, was denkst denn du? Soll ich noch damit warten, Kay zu fragen, ob sie mich heiraten will?« Und seine Antwort war: »Sag mal, wie viel Zeit, glaubst du, hast du eigentlich noch?« Ich fand das damals sehr hilfreich. Ich war zu diesem Zeitpunkt 78 Jahre alt.

… das war dann die Bemerkung nicht eines Therapeuten, sondern eines Freundes …

Ja, da sieht man also den Unterschied zwischen einer psychotherapeutischen Behandlung – in dieser Behandlung mit Bob Michels kam heraus, dass, was ich nie gedacht hatte, meine Trauer beim Tod von Paulina mit meiner Beziehung zu meiner Mutter zu tun hatte – und dem Gespräch mit dem Rabbiner. Er hatte eine vollkommen andere Einstellung, die mich auch sehr beeinflusste. Ich lernte von ihm etwas über die jüdische Religion, was für mich vollkommen neu war. Entscheidend, so sagte er, ist im Judentum nicht der Glaube an Gott, sondern die Beziehung zu Gott, und wenn man es als die Mission seines Lebens ansieht, die Welt für andere Menschen besser zu machen, erfüllt man auf diese Weise eine fundamentale religiöse Mission, in der diese Beziehung sich ausdrückt. Das war seine Einstellung. Interessant, wie sich das mit meinem großen Thema, der Objektbeziehungstheorie, verbinden ließe. Aber um auf das Thema zurückkommen, die seelsorgliche Beziehung ist eine andere Beziehung als eine psychotherapeutische Beziehung. In der seelsorglichen Beziehung tritt der Seelsorger, wie Sie sagten, als Person in eine Ich-Du-Beziehung ein und stellt seine Erfahrung, seine Überzeugungen, sein seelisches Einfühlungsvermögen zur Verfügung, um damit einem andern Menschen zu helfen, seine eigenen ethischen Überzeugungen und seine Sicht von der Welt zu klären. Mir hat das sehr geholfen.

Deswegen ist Seelsorge aus meiner Sicht eigentlich viel mehr als Psychotherapie und das versuche ich immer Priestern oder Seelsorgern zu erklären, die unbedingt noch eine Psychotherapieausbildung machen wollen. Psychotherapie ist ja im Grunde bloß ein Handwerk …

Ja.

… und wenn wir gut sind, vielleicht sogar ein Kunsthandwerk. Aber Seelsorge, das, was Sie mit dem Rabbiner erlebt haben, ist ja etwas unglaublich Existenzielles, vielleicht sogar schöner als Psychotherapie. Doch wenn dieser Rabbiner jetzt mit Ihnen nach der Methode der Gesprächspsychotherapie von Carl Rogers gearbeitet hätte, alles systematisch verstanden und Ihnen systematisch zurückgespiegelt hätte, wäre er Ihnen wahrscheinlich sehr auf die Nerven gegangen, glaube ich..

Das stimmt.

Junge Psychotherapeuten machen oft den Fehler, auch unaufgefordert im Familien- und Freundeskreis Menschen psychotherapeutisch zu analysieren. Das kann zu großen Problemen führen. Was raten Sie, wie man dieser Gefahr erfolgreich begegnen kann?

Ich würde einem solchen jungen Psychotherapeuten raten, dass er, wenn immer er das Gefühl bekommt, durch die Ausbildung verstehe er jetzt andere Menschen viel besser und könne ihnen auch außerhalb der psychotherapeutischen Situation helfen, sich den inneren Befehl gibt: »Lass es bloß!« (lacht) Ganz einfach.

Schwierig wird es aber, wenn man bei einem guten Freund tatsächlich eine schwere Störung sieht …

Das stimmt, dann würde ich dem Freund durchaus sagen: »Ich glaube, du brauchst eine Behandlung.« Aber ich würde natürlich die Behandlung nicht selber machen.

Machen Sie so etwas oft?

Ich mache das eher selten, meistens bei Supervisionen …

… also bei Therapeuten, die Ihnen ihre Fälle schildern …

Ja. Ich erinnere mich gerade: Mein Vater hatte eine Depression, nachdem er erst wegen Darmkrebs hier in der Mayo-Klinik operiert worden und dann mit meiner Mutter nach Chile zurückgegangen war. Meine Mutter erzählte mir: »Dein Vater ist nicht so, wie er immer war.« Und ich sagte: »Hol ihn mir bitte ans Telefon.« Und da habe ich ihm gesagt: »Du, du musst unbedingt einen Psychiater sehen, du hast alle Symptome einer Depression und ich kann dir jemanden vermitteln.« Er tat das und war sehr dankbar dafür.

Aber wenn Sie im Privatleben zufällig psychisch gestörten Menschen begegnen, wie gehen Sie damit um?

Wenn es jemand ist, den ich nicht kenne, dann lass ich schlafende Hunde schlafen. Und wenn ich unterrichte und mir plötzlich jemand verrückte oder provozierende Fragen stellt, dann antworte ich immer sehr höflich, freundlich und versuche, Informationen zu geben. Ich behandle also solche Personen mit großem Respekt, nie ironisch, das ist sehr hilfreich und beruhigt alle andern.

Sie werden sicher bei manchen Menschen eine gewisse Befangenheit erleben, wenn die erfahren, dass Sie Psychoanalytiker sind. Wie gehen Sie mit solchen Situationen zum Beispiel bei einem Cocktail um?

Ich sage dann zum Beispiel: »Du hast vollkommen recht, ich habe eben alle deine masturbatorischen Fantasien entdeckt und weiß sie jetzt ganz genau. Macht dich das unsicher?« Das ist im Allgemeinen dann genug. Es ist eine Anwendung des alten Witzes, wo sich beim Cocktail eine Frau an einen Arzt wendet: »Ach, sagen Sie Herr Dr. Schön, ich habe in letzter Zeit so Schmerzen in der Brust. Können Sie mir da einen Rat geben?« Und der antwortet: »Ja, gerne, ziehen Sie sich mal aus!«

Heute wird die mentalisierungsbasierte Therapie sehr geschätzt, das ist eine spezielle Form der psychoanalytischen Therapie, die von Peter Fonagy in England entwickelt wurde. Was halten Sie davon?

Das ist eine der effektivsten psychoanalytischen Psychotherapien vor allem für schwere Borderline-Störungen. Ihr Prinzip ist, den Patienten zu helfen, ihr eigenes Verhalten und auch das Verhalten des Therapeuten realistisch zu beobachten und so eine realistische Erfahrung vom Sinn der eigenen Fantasien, der eigenen Gefühle, des eigenen Denkens zu machen.

Macht das nicht jede Psychoanalyse? Was wäre das Besondere?

Der Unterschied besteht darin, dass das pathologische Verhalten des Patienten nicht sozusagen auf seine unbewusste Vergangenheit hin analysiert wird, sondern dass darüber geredet wird, inwieweit in der Gegenwart der therapeutischen Beziehung die Sicht des Patienten auf das Verhalten des Therapeuten richtig ist oder nicht und ob er das Verhalten des Therapeuten nicht auch anders verstehen könnte. Und ob andererseits nicht auch das eigene Verhalten des Patienten auf unterschiedlichen Wünschen beruhen könnte.

Das wäre dann aus Ihrer Sicht näher an der kognitiven Verhaltenstherapie …

Es ist tatsächlich sehr nah an der kognitiven Verhaltenstherapie, aber diese Therapieform beschäftigt sich vor allem mit den Gefühlen des Patienten, nicht mit seinen kognitiven Strukturen. Und der Patient bekommt keine Hinweise, wie er sich anders verhalten soll, sondern wie er sein eigenes Fühlen, Denken und Verhalten besser verstehen kann. Der Zweck ist, die Beziehungsfähigkeit zu normalisieren, wobei tiefere Aspekte der Persönlichkeit nicht berührt werden.

Und was halten Sie davon?

Ich glaube, es ist eine hilfreiche Therapie. Sie hilft vielen Patienten in unterschiedlichen Kontakten besser zu funktionieren, aber ich glaube, dass sie nicht weit genug geht, wenn man die Persönlichkeit selbst verändern will.

Haben Sie mit Peter Fonagy darüber mal persönlich diskutieren können?

Ja, ich spreche immer wieder mit ihm und am Ende ist er immer mit mir einverstanden, aber sofort, wenn er mich nicht mehr sieht, scheint dieses Einverständnis sich zu verlieren. Er hat zusammen mit seinen Mitarbeitern zweifellos wichtige Beiträge zu unserm Verständnis der Borderline-Störungen geliefert, zum Verstehen der normalen und der unsicheren Bindung, aber seine Behandlungsform ist aus meiner Sicht etwas beschränkter und seine theoretische Einstellung ein bisschen vereinfacht. Das habe ich ihm schon mehrmals ganz direkt gesagt und bin dann immer darauf vorbereitet, dass er mit mir einverstanden ist, jedenfalls im Moment.

Wie sieht aus Ihrer Sicht die Psychotherapie der Zukunft aus?

Ich glaube, es wird unterschiedliche spezialisierte, gut strukturierte Psychotherapien geben, die genau auf bestimmte Krankheitsbilder passen.

Also sozusagen diagnosespezifische.

Ja, Psychoanalytiker der alten Schule machen nie Diagnosen. Die denken sich, das Wichtige sind die unbewussten Konflikte und alle Patienten haben dieselben unbewussten Konflikte. Und so kommen manche schweren Persönlichkeitsstörungen, die eine sehr schlechte Prognose für eine klassische Analyse haben, in eine Behandlung, die dann nicht erfolgreich ist, anstatt sie mit den spezifischen Methoden zu behandeln, die es gibt und die sie brauchen. Wenn erst mal die Behandlung beginnt, dann ist die Diagnose allerdings bereits unwichtig, denn dann hängt alles von der konkreten Situation des Patienten ab: Was bewegt ihn im Moment am meisten und was löst er in mir an Gefühlen aus. Wenn mir Therapeuten schwierige Fälle vorstellen, sagen wir mal ein erhebliches Problem im dritten Jahr der Therapie, dann frage ich natürlich mitunter, warum der Patient eigentlich ursprünglich in Therapie gekommen ist, aber ich frage dann auch: »Und können Sie mir jetzt bitte sagen, was das Wichtigste im jetzigen Leben des Patienten ist, was Arbeit anbetrifft, Liebe und Sexualität und das soziale Leben?« Denn es ist wichtig, darauf zu achten, was im äußeren Leben des Patienten im Moment dringlich ist. Manchmal erzählt ein Patient von seinen Problemen mit der Mutter, wie schlecht sie ihn behandelt hat, etc. Das hat er schon Tausend Mal erzählt, aber wir wissen, dass er in zwei Tagen ein Examen hat, von dessen Bestehen es abhängen wird, ob er von der Universität fliegt oder nicht. Doch darüber sagt er kein Wort. Und ich denke mir, all dieser ganze Quatsch, was die Mutter anbetrifft, das ist jetzt vollkommen belanglos, der fliegt aus der Universität, wenn er jetzt nicht loslegt. Das ist dann für mich das Wichtigste und ich würde zu ihm sagen: »Ich bin beeindruckt davon, dass Sie in zwei Tagen eine Prüfung haben, von der es abhängt, ob Sie in der Universität weiterstudieren können, aber dass das Ihnen gar nicht in den Sinn kommt und Sie mir nur über die jahrelangen Probleme erzählen, die Sie mit Ihrer Mutter hatten: Wie verstehen Sie das?«

Damit widersprechen Sie dem Klischee von einem Psychoanalytiker, der mit seinem Patienten nur im Wolkenkuckucksheim über die frühe Kindheit redet, während im realen Leben alles den Bach runtergeht. Ist das bloß ein böses Klischee oder haben Sie so ein Verhalten bei Psychoanalytikern auch real erlebt?

Ich glaube, dass man früher im Allgemeinen gesündere Patienten behandelte, die gut genug funktionierten, um sich realistisch mit ihrem täglichen Leben zu beschäftigen, sodass man es sich dann leisten konnte, sich auf die unbewussten Inhalte ihrer verbalen Kommunikation zu konzentrieren. Dagegen sehen wir jetzt Patienten, die sich ganz verrückt verhalten, selbstdestruktiv, wo das Leben zur Hölle wird und die Patienten das verleugnen. Denen müssen wir dann klarmachen, dass sie sich um die Realität ihres Lebens kümmern müssen. Die schwerer gestörten Patienten zwingen uns also, unsere Therapietechnik zu verändern.

Welche Bedeutung wird aus Ihrer Sicht die Entwicklung der Hirnforschung auf Psychiatrie und Psychotherapie haben?

Ich glaube, dass Kenntnisse der Neurobiologie nicht sofortige praktische Konsequenzen für die Behandlung haben, aber auf die Dauer werden sie sehr wichtig sein für ein tieferes Krankheitsverständnis und sie werden am Ende auch das, was wir in den Therapiestunden besprechen, beeinflussen. Leider haben wir da aber bisher noch sehr wenig Kenntnisse. Doch es gibt zum Beispiel jetzt schon Hinweise darauf, dass eine rein kognitive Therapie keine fundamentalen emotionalen Muster verändern kann, sondern dass dazu auch eine emotionale Beziehung erforderlich ist.

Auch ich finde die Hirnforschung anregend zum Beispiel für die Erforschung der Effizienz bestimmter Therapiemethoden, aber eine simple Übertragung neurobiologischer Effekte auf die psychotherapeutische Situation, die heute so beliebt ist, finde ich wissenschaftstheoretisch problematisch. Denn was man feststellen kann, sind da ja höchstens Korrelationen, keine Kausalitäten. Um es ganz praktisch zu sagen: Wenn es dem Patienten nach erfolgreicher Therapie gut geht und im MRT-Bild des Gehirns sieht man nichts davon, dann ist das MRT-Bild irrelevant. Und wenn man eine Veränderung sieht, aber dem Patienten geht es nicht besser, dann war die Therapie nicht erfolgreich – trotz tollem MRT-Effekt. Es ärgert mich, wenn manche Psychotherapeuten ihre eigene Wissenschaft so gering schätzen, dass auch sie den Eindruck vermitteln, dass nur das nachgewiesene organische Korrelat ihren Erfolg dokumentieren könnte.

Ja, da bin ich vollkommen mit Ihnen einverstanden. Es ist eine simplifizierte Sicht der Neurobiologie, wenn man denkt, dass die Funktion gewisser Hirnregionen oder Neurotransmitter die direkte Ursache von Verhalten sei. Verhalten ist abhängig von biologischen und von rein psychologischen Faktoren, aber auch vom Einfluss der Außenwelt und dabei gibt es dann auch Wechselwirkungen, die in alle Richtungen gehen.

Wie sollten aus Ihrer Sicht normale Menschen mit psychisch Kranken umgehen?

Man soll sie normal behandeln, mit Respekt, man soll nicht einfach hinnehmen, dass Leute, auch wenn sie krank sind, ein Verhalten zeigen, das sozial unangebracht ist. Die meisten psychisch gestörten Menschen können sich die allermeiste Zeit über sozial angemessen verhalten. Und die Therapie soll man den Therapeuten überlassen. Außerhalb der Therapie behandeln auch wir Therapeuten alle Menschen normal und erwarten, dass sie selbstverständlich als Erwachsene

Verantwortung für ihr Verhalten übernehmen. Man muss als Therapeut Angehörigen auch helfen, mit schwierigen Situationen umzugehen. Man muss ihnen zum Beispiel sagen, wie sie mit Patienten umgehen sollen, die sie bedrohen, etwa damit, sich umzubringen nach dem Motto: Wenn du mir dies oder das nicht gibst, dann bringe ich mich um!

Ich habe solche Situationen nicht selten erlebt, wo zum Beispiel die Frau sich trennen wollte und der Mann daraufhin mit Suizid drohte. In solchen Fällen habe ich der Frau immer geraten: Rufen Sie den Notarzt. Sagen Sie, mit Selbstmord kenne ich mich nicht aus, was dann geschehen muss, soll ein Arzt entscheiden. Wenn der Mann das wirklich ernst meint, dann ist der Notarzt ohnehin die richtige Adresse, und wenn nicht, dann wird er das jedenfalls nie wieder machen.

Ich würde genau dasselbe raten. Man soll dem Patienten sagen: »Suizidalität ist etwas, was du mit einem Therapeuten besprechen musst.« Und wenn er immer wieder damit droht, dann sollte sie ihm ganz ruhig sagen, wenn er Selbstmord begehe, sei das seine Angelegenheit, nicht ihre. Im Gegenteil, sie habe dann weniger Schwierigkeiten, ein neues Leben zu beginnen.

5. Eine jüdische Kindheit in Wien: »Heil Hitler!«, Begegnung mit Freud und Flucht im letzten Moment

Sie haben, wenn ich es recht sehe, öffentlich bisher sehr wenig über Ihr Leben erzählt, obwohl es unglaublich ereignisreich war, zum Teil dramatisch, belastend, aber auch beglückend gewesen sein muss. Man wird ja nicht automatisch Psychoanalytiker, wenn man in Wien geboren wurde, zu einer Zeit, in der Sigmund Freud dort noch praktizierte. Sie sind im Jahre 1928 geboren. Erzählen Sie, wo Sie herkommen, von Ihren Großeltern, Ihren Eltern, Ihrer Familie …

Ich habe Wien, wie ich es als Kind gesehen habe, noch sehr klar vor Augen. Mit meinen Großeltern habe ich sehr wenig Kontakt gehabt. Meine Mutter stammte aus einem kleinen Dorf in Ungarn und ist schon als Jugendliche nach Wien gekommen. Mein Vater kam aus Stanislau in Galizien, das auch vor dem Ersten Weltkrieg zu Österreich-Ungarn gehörte. Das einzige Mitglied der Familie, das ich als Kind kennenlernte, war der Bruder meines Vaters, Onkel Hermann, dessen Kinder Fritz und Ossi mit mir befreundet waren. Ossi war der Einzige, der überlebte und den ich dann in Kalifornien wiederfand.

Wie viele Geschwister hatte Ihr Vater?

Mein Vater hatte drei Brüder und eine Schwester, aber ich kannte nur den einen Bruder, Onkel Hermann eben, das war der Besitzer einer kleinen Strickwarenfabrik. Ich weiß nicht, was meine Großeltern waren. Es wurde sehr wenig von denen gesprochen, wir waren nie in

Ferien, höchstens mal bei meiner mütterlichen Großmutter in Ungarn, da ging es dann über eine Grenze, die überhaupt nicht nach Grenze aussah. Ich habe mich als Kind immer gewundert, dass da Grenzen zwischen Ländern sind, von denen man sonst nichts bemerkt, und dass die Leute da unterschiedlich sprechen. Das erschien mir immer merkwürdig.

Und welchen Eindruck hatten Sie von Ihrer Großmutter?

Einen gestandenen Eindruck, aber Näheres weiß ich nicht von meiner Familie, denn als ich mit elf Jahren anfing, mich für die Vergangenheit zu interessieren, da waren wir bereits in Chile und meine Eltern wollten überhaupt nicht über ihre Familie sprechen. Das Thema war dann praktisch tabu. Ich wusste nicht einmal, wer von denen wohl noch am Leben war oder von wem man noch gehört hatte. Jedenfalls sind praktisch alle verschwunden, alle sind umgekommen. Mein Onkel Hermann, seine Frau und Fritz wurden von Wien nach Lodz deportiert und sind dann dort ums Leben gekommen. Nur Ossi überlebte. Den hat mein Onkel nach dem Einmarsch der Deutschen in Österreich auf ein Ferienlager in Frankreich geschickt und ihm dann geschrieben, er sollte dort bleiben. Und Ossi ist dort geblieben, floh dann, als die Deutschen Frankreich besetzten, mit einer kleinen Gruppe von Kindern seines Alters – er war damals elf, so alt wie ich – über die Berge nach Spanien und ist schließlich mit einem Kindertransport von Spanien nach England gekommen und von dort in die Vereinigten Staaten. Alles das habe ich erst viele Jahre später erfahren, denn wie gesagt, meine Eltern wollten nichts mehr mit der Vergangenheit zu tun haben und sprachen deswegen nicht darüber. Als ich schon in den Vereinigten Staaten war, habe ich meine Eltern eingeladen, mit mir nach Europa zu fahren, aber sie wollten nicht nach Europa zurück, sie wollten damit nichts mehr zu tun haben. Als ich meinem Vater vorschlug, dass wir doch noch einmal zusammen alle unsere schönen Ausflüge wiederholen könnten, die wir in Wien gemacht hatten, hat er mich angesehen, als ob ich ihn gebeten hätte, auf den Mond zu fliegen.

Welche Erinnerungen haben Sie noch an Wien?

An Wien habe ich unglaublich viele Erinnerungen. Wir wohnten im siebten Bezirk, Neustiftgasse 54, zweite Stiege, erster Stock, Tür 26. Mit drei Jahren musste ich das auswendig lernen. Meine Mutter sagte mir: Wenn du dich irgendwie verlierst und man dich fragt, wo du wohnst, dann sag das genau so und jetzt wiederhole das noch mal. Und ich wiederholte das so oft, dass ich es noch heute im Schlaf sagen könnte. Ich habe natürlich nach dem Krieg die Wohnung gesucht und war inzwischen mehrmals dort. Sie erschien mir damals ziemlich geräumig und jetzt ziemlich klein, aber die Gegend sieht noch genauso aus, und das zu erleben, ist sehr schön. Leider sind alle die Geschäfte verschwunden, die ich dort so liebte, der kleine Laden, in dem ich meine Comics kaufte. Dort gab ich das ganze Geld dafür aus und dann war ich verliebt in diese Zehn-Groschen-Kriminalromane und natürlich in Karl May. Ich war stolz, dass ich praktisch den kompletten Karl May besaß, der mir in meiner Kindheit als der größte Schriftsteller der Welt erschien. Ich habe versucht, Karl May noch einmal als Erwachsener zu lesen, aber da war ich ganz enttäuscht. Ich hätte das besser nicht versuchen sollen und mir so diese schöne Erinnerung bewahrt.

Wie hieß Ihre Schule?

Ich ging in die Schule Neustiftgasse 100, hatte denselben Lehrer all die vier Jahre, einen Herrn Metall, der am Tag, als die Nazis kamen, sein bis dahin illegales Parteiabzeichen zeigte, ja, er war also Nazi. Ich hätte das von ihm nie vermutet, er war zu mir immer sehr freundlich gewesen. Als ich nach dem Krieg zurück nach Wien kam, besuchte ich ihn, da war er bereits ein alter Mann. Aber ich war noch zu – wie soll ich das sagen –, nicht erschreckt, aber mit der ganzen Problematik noch zu sehr verwickelt, als dass ich mich getraut hätte, ihn zu fragen: »Wie konnten Sie, ein intelligenter, netter Mensch, ein Nazi werden?« Das hätte ich ihn fragen sollen, aber ich habe die Gelegenheit verpasst und das tut mir heute sehr leid. Ich traute mich ganz einfach nicht. Aber ich liebte ihn. Wir waren von ungefähr 40 Schülern in der Klasse elf

Juden und eines Tages nach der Machtübernahme durch die Nazis hat er uns alle zusammengerufen und gesagt: »Also es tut mir sehr leid, aber ich muss euch sagen, ihr müsst die Schule verlassen.« Wir wurden rausgeschmissen und dann in eine Judenschule gebracht.

Wann war das? Sofort nach dem Einmarsch?

Hitler kam am 13. März, das war im Mai 1938. Das war eine staatliche Volksschule, wo ich also noch die vierte Volksschulklasse beendete. Meine Eltern wollten mich dann zum nächsten Schuljahr ins Hayes-Gymnasium schicken, aber daraus ist nichts geworden. Ich weiß nicht, ob das Gymnasium noch existiert. Ich bin dann jedenfalls in Wien nie wieder zur Schule gegangen. Das heißt, über ein Jahr habe ich mich in Wien ganz einfach auf der Straße herumgetrieben. Meine Eltern wollten mich ursprünglich mit einem Kindertransport nach England schicken und haben mich deswegen Englisch lernen geschickt mit der Leiterin des früheren Kinderheims, in dem ich war, nachdem ich die stationäre Behandlung wegen meiner Essstörung hinter mir hatte.

Sie hatten eine Essstörung?

Ja, im Alter von vier oder fünf Jahren. Ich war anorektisch, magersüchtig also, und ich schäme mich ein bisschen zu gestehen, wie die Symptomatik aussah. Mein Vater musste auf dem Tisch tanzen, und erst dann aß ich etwas. Ich habe das Kay erzählt und sie sagte: »Du warst schon damals ein unmöglicher Mensch!«

Und Ihr Vater tanzte dann wirklich regelmäßig auf dem Tisch?

Ja, er ist ab und zu auf den Tisch gestiegen und das hat mir unerhörte Freude gemacht und dann habe ich gegessen.

Dann müssen Sie einen sehr netten Vater gehabt haben, der so etwas für seinen Sohn tat.

Ich hatte wirklich einen sehr netten Vater, mit dem ich während dieser Zeit eine wunderbare Beziehung hatte. Er liebte Wien. Er liebte die Stadt, er liebte die Caféhäuser, die Kinos, die Gebäude, er zeigte mir alles. Am Wochenende ging ich mit ihm aus, meine Mutter ruhte sich zu Hause aus und er ging mit mir in den Park, in die Stadt.

Was machte er beruflich?

Er war Beamter in der Import-Export-Abteilung des Innenministeriums. Ich weiß nicht genau, was er machte, aber ich konnte ihn immer besuchen. Wir hatten einen Taxistand einen Block weiter, der ist noch immer da an derselben Ecke. Die Taxifahrer kannten mich und da konnte ich einfach sagen: »Fahren Sie mich zu meinem Vater!« So im Alter von sieben bis acht Jahren haben wir dann Ausflüge gemacht. Das war zu der Zeit, in der die Autos noch angekurbelt wurden. Ich kann mich noch erinnern, wie wir erst das Auto angekurbelt haben und dann losfuhren.

Und Ihre Mutter?

Sie war immer nur Hausfrau und hat eigentlich nie viel getan. In Chile, in der Emigration, wo mein Vater arbeitete und wir nicht viel zum Leben hatten, hätte sie selbstverständlich arbeiten sollen, aber das ist mir damals nie aufgefallen, denn ich hatte das Gefühl, Frauen arbeiten eben nicht. Also für mich war das vollkommen natürlich, dass meine Mutter nicht arbeitete.

Mit Ihrem Vater hatten Sie ein engeres Verhältnis?

Ja, es war eine wunderbare Zeit, er brachte mich in den Prater, hat mir alle berühmten Gebäude gezeigt, er fuhr mich hinaus nach Steinhof, das Krankenhaus mit der wunderbaren Jugendstil-Kapelle von Otto Wagner. Übrigens interessiere sich mein Vater eigentlich gar nicht sehr für Kunst, das einzige, was ihn wirklich interessierte, war Militärgeschichte. Er war Soldat im Ersten Weltkrieg gewesen, hoch dekoriert, kämpfte in Italien, wurde gegen Ende des Krieges gefangen genommen, war eineinhalb Jahre in italienischer Gefangenschaft und seitdem hasste er Pizzas, italienische Küche und Öl. Er lud mich in Wien immer zum Essen ins Café de France ein oder ins Bellaria, ein Caféhaus, in dem es wunderbare Nachspeisen, also Mehlspeisen gab und das heute noch existiert. Und er nahm mich mit ins Kino. Ich weiß nicht, wie er es immer geschafft hat, dass wir Filme sehen konnten, die für Jugendliche verboten waren. Das hat ihm aber überhaupt nichts ausgemacht. Wenn ihm ein Film gefallen hatte, dann musste ich mit ihm da reingehen. So sah ich all diese Wild-West-Filme, wo dauernd Massenmord begangen wird. Aber auch zum Beispiel den Film M. Kennen Sie den?

Ja, »M – Eine Stadt sucht einen Mörder« von Fritz Lang, ein großartiger Film.

Mein Vater nahm mich auch in diesen Film mit und das war sehr beeindruckend. Ich freue mich sehr, dass er das getan hat, denn so hatte ich wirklich die Möglichkeit, interessante Filme zu sehen, und mein ganzes Leben lang liebe ich deswegen Filme. Und natürlich kann man sagen, in Wien ist es selbstverständlich, dass man Mehlspeisen isst, aber für mich waren Mehlspeisen und Süßigkeiten sozusagen mit dem täglichen Leben verbunden. Meine Mutter studierte an der Kaiserlich-königlichen Akademie für Backkunst und während meiner Kindheit kam sie jeden Donnerstag nach Hause mit den schönsten Backwaren, Kuchen und Torten und mein Vater und ich warteten immer ungeduldig, bis sie mit alldem eintraf. Sie war eine sehr gute Köchin, besonders natürlich was Nachspeisen anbetrifft. Sie hatte ein kleines schwarzes Buch, das ich jahrelang aufbewahrt habe, in dem alle die Rezepte aufgeführt waren. Das verbrannte leider bei einem Wohnungsbrand vor einigen Jahren und das war eines der Dinge, die ich am meisten vermisste. Es war dumm, dass ich das nie kopierte oder fotografierte. Jedenfalls schenkte mir mein Vater die Liebe zu Wien. Die innere Stadt, der Stephansdom, der Prater, die Ringstraße, der Graben, das waren für mich als Kind Erlebnisse, die auch immer wieder mit Essen verbunden waren. Mein Vater liebte im Sommer Cucuruz, Maiskolben von polnischen Bäuerinnen verkauft aus Kesseln mit brodelndem Wasser. Die aß man dann mit Butter und Salz und im Winter gebratene Kastanien. Die liebe ich bis heute, es gibt sie auch in New York, aber in New York sind sie alle alt und verfault, in Wien sind sie schön.

Wie war Ihre religiöse Entwicklung?

Der Haushalt meiner Eltern war koscher. Mein Vater betete jeden Morgen und ging regelmäßig in die Synagoge. Alle jüdischen Feste wurden gefeiert. Meine Eltern nahmen das sehr, sehr ernst, aber sie sprachen mit mir nicht darüber, ich musste ganz einfach folgen und alle Rituale mitmachen, ohne den Sinn der Sache zu verstehen. Ich hatte jüdischen Religionsunterricht, der mich aber langweilte. Und erst nachdem Österreich besetzt wurde, interessierte ich mich für Palästina als einen Ort, wo die Juden in der Mehrheit waren und nicht verfolgt wurden. Das beeindruckte mich enorm. Ich las viel über Palästina und die Stadt Tel Aviv, das war damals meine erste Begegnung mit dem Zionismus.

Wie haben Sie in Wien in Ihrer Zeit dort die katholische Kirche erlebt?

Als Kind war das für mich eine vollkommen fremde Welt. Ich habe in der jüdischen Gemeinde gelebt. Mein Vater zeigte mir Kirchen, aber nicht während der Gottesdienstzeiten, sondern als Architektur, als wunderschöne Architektur. Für ihn war das nur Architektur. Weihnachten feierten wir Hanukkah und dabei bekommt man als Kind jeden Tag ein Geschenk, acht Tage lang. So konnte man überleben, aber ich war trotzdem immer sehr traurig, nichts mit dem Christkindlmarkt zu tun zu haben, denn ich liebte es, auf den Christkindlmarkt zu gehen. Bis heute liebe ich die Christkindlmärkte. Wenn ich in Deutschland bin oder in Österreich, geh ich da immer hin. Das ist ja eine irrsinnige Zeit, wo es dann all diese touristischen kleinen Sachen zu kaufen gibt und man Glühwein bekommt, aber das liebe ich bis heute.

Haben Sie Geschwister?

Ich bin Einzelkind. Meine Mutter sagte mir immer auf die Frage: »Warum habe ich keine Geschwister? Ich beklage mich nicht, aber ich wollte nur mal fragen.« – »Du hast mir zu viel im Bauch herumgehauen, deswegen wollte ich keine Kinder mehr haben.« Das ist natürlich eine Kindererklärung und ich hatte ganz einfach die Fantasie, dass ich zwar lange im Bauch herumgestoßen habe, aber dabei eigentlich dachte, das sei gar nicht so schlimm. Es gab mehrere Sachen, die sie mir als Kind erzählte und die ich noch mit sieben, acht Jahren glaubte, zum Beispiel: Sie wollte immer, dass ich sitze beim Essen, und deswegen sagte sie, wenn man stehend isst, dann bekommt man dicke Beine. Und ich hatte immer Angst, dicke Beine zu bekommen, und deshalb habe ich brav im Sitzen gegessen.

Sie haben gesagt, dass Sie magersüchtig gewesen seien.

Ja, zwischen dem vierten und fünften Lebensjahr.

Wie ist das wieder weggegangen?

Das war ein großes Abenteuer. Man riet meiner Mutter, mich in die Klinik einer Frau Elli Rotwein auf der Maria-Hilfer-Straße einzuweisen, und das tat sie auch.

Nicht angenehm.

Das war eine sehr eindrucksvolle Zeit. Ich erinnere mich an die ersten Tage, in denen mir immer Essen vorgesetzt wurde und ich versuchte, es irgendwie aus dem Fenster zu werfen oder in ein Polster zu stopfen. Es war ein dauernder Kampf zwischen mir und einer Krankenschwester. Es gibt da eine entsetzliche Erinnerung: Da stand ein Hund in der Ecke des Zimmers und ich habe ihm das ganze Essen hingeschmissen. Aber es war natürlich eine Skulptur, ein Hund aus Porzellan, und so wurde das Ganze natürlich entdeckt und die Folgen müssen entsetzlich gewesen sein. Aber ich habe partout keine Erinnerung mehr daran, was dann genau geschah. In meiner Analyse konnte ich mich einfach nicht mehr erinnern. Es fehlen mir da mehrere Wochen. An was ich mich dann wieder erinnere, ist, dass ich in dieser Klinik bin und wahnsinnigen Hunger habe und dann fraß wie ein Tier, dass ich großes Vergnügen hatte, mit den andern Kindern zu spielen und meine Eltern überhaupt nicht vermisste. Ich war total glücklich und hatte nie wieder Probleme mit dem Essen. Eines Tages, als ich ungefähr eineinhalb Monate in der Klinik war, passierte etwas. Ich besaß ein kleines zinnernes Pfeiferl mit einem kleinen Hahn. Mit dem spielte ich im Mund und plötzlich schluckte ich es herunter. Aufgeregt ging ich zur Krankenschwester: »Ich habe das Pfeiferl verschluckt!« Und da sagt sie: »Du, wenn du solche Geschichten erzählst, dann gehst du am Sonntag nicht auf den Ausflug mit.« Ich war verzweifelt, rief telefonisch meine Mutter an und sagte: »Ich habe ein Pfeiferl verschluckt, man glaubt mir nicht, ich werde sterben.« Meine Mutter reagierte sofort: »Keine Sorge, ich kümmere mich darum, beruhige dich.« Sofort hat sie ihren Cousin Manfred Sakel angerufen, der Leiter eines psychiatrischen Spitals in Wien und damals wohl schon berühmt war. Es war typisch für meine Mutter, dass sie sofort begann: »Ja, also es ist dringend …«, und ihm dann sagte: »Der Otto hat mich angerufen, er sagt, er hätte ein Pfeiferl verschluckt und niemand glaube ihm. Soll ich ihm glauben oder soll ich ihn alleine lassen, was soll ich tun?« Und da sagte er ihr: »Man soll Kindern immer glauben.« So beschaffte sie sich also im Wiener Spital einen Rettungswagen. Ich weiß nicht, wie sie das zustande brachte, sie muss wohl eine Szene gemacht haben. So erschien sie dann entrüstet in meiner Klinik und holte mich ab ins Spital. Ich erinnere mich noch gut an diese Fahrt mit der Sirene durch die ganze Stadt und ich war glücklich. Im Spital angekommen wurde ich durchleuchtet, natürlich fand man den Hahn in meinem Magen und nach ein paar Tagen kam er raus. Meine Mutter hat diesen Hahn aufbewahrt.

Wirklich?

Ja, bis praktisch zu ihrem Tod. Ich habe versucht, ihn in der Wohnung meiner Eltern zu finden, aber leider vergebens. So endete mein Abenteuer.

Und dann sind Sie nicht wieder zurück.

Nein. Manfred Sakel riet meiner Mutter, dass ich doch in ein psychologisch orientiertes Kinderheim kommen sollte, denn Anorexie in der Kindheit sei ein Indiz für psychologische Probleme. Er gab ihr diesen Rat, obwohl er total antianalytisch war, ein organischer Psychiater.

Er ist berühmt geworden, weil er die Insulintherapie bei Schizophrenie erfunden hat …

Ja, aber trotzdem hatte er offensichtlich ein gutes Verständnis für solche psychischen Probleme und so kam ich in das Kinderheim von Helene Bader.

Wer war Helene Bader?

Sie war eine Psychologin, die ein Kinderheim am Piaristenplatz im achten Bezirk unterhielt, eine wunderschöne Wohnung gegenüber einem der schönsten Plätze in Wien, der jetzt leider verschandelt ist, weil Restaurants dort ihre Tische aufgestellt haben. Zu der ging ich dann jeden Tag, jahrelang. Einmal in der Woche war da eine Psychiaterin, die psychologische Untersuchungen machte, eine Frau Dr. Krampflicek. Viele Jahre später erfuhr ich, dass Frau Dr. Krampflicek wie auch Frau Bader adlerianische Psychotherapeutinnen waren. Die waren für meinen Onkel akzeptabel, nicht aber die Freudianer, denn die waren aus seiner Sicht verrückt, aber den Adlerianern, denen glaubte er. Übrigens sind beide Frauen als Jüdinnen im Konzentrationslager ermordet worden. Die Einzige von diesen Personen, die überlebte, war Elli Rotwein, von der ich nicht wusste, dass sie hier in den Vereinigten Staaten war. Als ich irgendwo einen Vortrag hielt und ein adlerianischer Psychologe mich zu meiner Vergangenheit befragte, nannte ich Elli Rotwein, und da sagte er: »Elli Rotwein, das ist ja eine bekannte Adlerianerin. Die lebt in einem Altersheim in Chicago.« Ich wollte sie besuchen, aber sie starb einige Wochen vorher. Ich warte immer zu lange. Ich habe diese Dummheit mehrmals begangen. Ich wollte mich eigentlich, als ich Medizin studierte, an Manfred Sakel wenden, der in die Vereinigten Staaten emigriert war, aber ich wollte dann doch zuerst meinen eigenen guten Ruf haben, anstatt den Kontakt zu dem berühmten Onkel zu nutzen. Und als ich ihn dann endlich zu erreichen versuchte, da starb er, noch bevor ich eine Chance hatte, ihn zu sehen.

Sie waren in dem Heim von Helene Bader aber nur ambulant.

Ja, ich wohnte bei meinen Eltern, ging morgens zur Schule und nachmittags zu Helene Bader, dort machte ich auch meine Aufgaben. Es war sozusagen eine psychologische Tagesbetreuung. Und nachdem diese Klinik von den Nazis aufgelöst wurde, hat meine Mutter diese Frau Bader gebeten, mir Englischunterricht zu geben. In den letzten Monaten, bevor wir Wien verließen, ging ich deswegen zweimal in der Woche zu ihr in die Wohnung, um Englisch zu lernen. In der Nacht vom 9. auf den 10. November 1938 …

… der Reichspogromnacht …

… wurde diese Wohnung ganz zerstört, war regelrecht eine Ruine. Es gab nur noch einen Raum, der in Ordnung war, und dort unterrichtete Helene Bader mich in Englisch. Es hatte etwas Abenteuerliches an sich, es war erschreckend, aber auch beruhigend, denn sie war ja da.

Wie waren Sie in der Schule?

Ich war ein guter Schüler. Vor allem Geschichte, Geographie und Deutsch, die deutsche Sprache haben mich interessiert. Ich liebe die deutsche Sprache bis heute und es tut mir entsetzlich leid, dass ich da so beschränkt bin …

Ich finde Sie da überhaupt nicht beschränkt.

… doch, doch, Biologie und Mathematik haben mich in diesem Alter eigentlich nie interessiert, ich kann mich da an nichts mehr erinnern. Manchmal wurde ich übrigens kritisiert wegen aggressiven Verhaltens gegenüber anderen Schülern.

Kann man sich heute gar nicht mehr vorstellen.

Ich war in meiner Jugend ziemlich rebellisch.

Aber Sie haben ja offensichtlich auf Ihre Eltern auch einen großen Einfluss gehabt, also den Vater dazu zu bringen, dass er auf dem Tisch tanzt, da muss man schon eine ziemliche Macht haben als Sohn?

Ja, meine Mutter hat sich immer um meine Gesundheit gekümmert und ich habe früh gelernt, das ironisch zu behandeln. Da gab es dann so Sprüche: »Nimm dir den Schal, sonst holst du dir noch eine Erkältung!« Oder: »Zieh den Mantel an, du kannst so nicht rausgehen!« Ich durfte, wenn ich Obst aß, kein Wasser trinken, denn sonst schwillt, davon war sie fest überzeugt, das Obst im Magen. Wahrscheinlich zerreißt das den Magen dann. Ich lernte relativ schnell, das ironisch zu nehmen, und das war effektiv. Wenn meine Mutter sagte: »Du wirst dir eine schwere Krankheit zuziehen«, antwortete ich: »Mutter, ja, ich habe heute früh schon Blut gehustet.« Dann sah sie mich an und das beruhigte sie.

Sie hatte Humor …

Zumindest reagierte sie gut auf Humor. Selbst war sie ernst, aber man konnte sie mit Humor beschwichtigen.

Ihr Verhältnis zu Ihrem Vater war ja offensichtlich inniger als das zu Ihrer Mutter …

Ja. Mit meinem Vater, da war ich sozusagen auf Tour und ich lernte mich dafür zu begeistern, was ihn begeisterte, Mutti war für mich immer etwas Beständiges, ich hatte keine Konflikte mit ihr, aber auch keine Intimität. Im Übrigen erinnere ich mich an ein Erlebnis, das ich mit vier bis fünf Jahren hatte. An einem ganz ruhigen, schönen Nachmittag bin ich allein in der Wohnung und ich habe eine Schere und ich schneide mit großem Vergnügen alle Vorhänge auf der Höhe des Fensterbretts ab.

Ohne Folgen?

Ich kann mich nicht an die Folgen erinnern. Meine Eltern müssen entsetzt gewesen sein, denn das war ja ein wirklicher Schaden. Aber ich habe mich nie erinnern können, was dann geschah. Das Einzige, an was ich mich erinnern kann, ist die sichere Ruhe, mit der ich das tat.

Wie haben Sie den Austrofaschismus vor 1938 in Wien erlebt, diese Zeit einer autoritären ständestaatlichen Regierung unter den Bundeskanzlern Dollfuß und Schuschnigg?

Da war ich ja noch ein Kind. Das Einzige, was ich mitgekriegt habe, war, dass in unserer Klasse nach dem Machtwechsel eine große Reihe von Schildern an der Wand hing, auf denen zum Beispiel stand, Österreich sei ein christlich-nationaler Ständestaat. Ich wusste aber nicht, was das bedeutete.

Wie erinnern Sie sich an den »Anschluss« Österreichs, wo waren Sie bei Hitlers Rede auf dem Heldenplatz?

Ich kann mich noch gut erinnern, wie Hitler damals nach Wien kam.

Haben Sie ihn gesehen?

Ja, es gab schulfrei und alle Welt strömte auf die Straßen, um ihn zu sehen. Ich stand mit anderen Schülern auf der Maria-Hilfer-Straße, sah ihn vorbeifahren, und habe laut »Heil Hitler« geschrien. Ich war sehr beeindruckt. Die Begeisterung können Sie sich gar nicht vorstellen: Hunderttausende von begeisterten Menschen.

Hat Ihr Vater auch »Heil Hitler« gerufen?

Natürlich nicht, kein intelligenter Jude hätte so etwas getan. Aber ich war ja noch ein Kind und ganz einfach angesteckt von der Massenbegeisterung. Aber ich hatte schon das Gefühl, das sei etwas Gefährliches, denn ich spürte schon die Tage vorher, als die Stadt praktisch in Revolution war, die Angst meiner Eltern.

Aber Ihre Eltern haben Ihnen das alles nicht erklärt?

Nein, sie haben aus Angst mit mir nicht darüber gesprochen, um mich zu schützen.

Sind Sie in Wien damals eigentlich mal Sigmund Freud begegnet, der zu Ihrer Zeit ja noch dort wohnte?

Ich glaube ja …

Haben Sie das schon mal öffentlich gesagt?

Nein, weil ich nicht sicher bin. Ich glaube, dass er eines Abends bei uns war und wegen seiner Auswanderung meinen Vater um irgendeinen Rat wegen des Gepäcks bat. Aber das könnte auch ein Irrtum sein.

Immerhin war Ihr Vater damals ja noch im Innenministerium tätig und hatte dort mit solchen Fragen zu tun. Haben Sie Ihren Vater mal danach gefragt?

Ich habe meinen Vater nie danach gefragt, da ich das damals nicht als so wichtig ansah. Meine Mutter war übrigens eine Anhängerin von Helene Deutsch, einer berühmten Psychoanalytikerin, und ging zu allen ihren Vorträgen. Ich wusste also, dass es etwas gibt, das Psychoanalyse heißt, aber mehr nicht.

Sie hatten gerade von der Aktion mit dem Abschneiden der Vorhänge erzählt. Was haben Sie denn noch so angestellt?

Wir sprechen also jetzt über alle meine bösen Züge. Während der Nazizeit wurde es richtig gefährlich. Beim deutschen Einmarsch war ich ja erst neun Jahre alt, bei unserer Emigration elf. Ich sagte Ihnen schon, dass ich das ganze letzte Jahr nicht zur Schule geschickt wurde, weil meine Eltern dachten, jetzt kann es jeden Tag zum Kindertransport nach England gehen. Nachmittags lernte ich also Englisch bei Helene Bader, im Übrigen aber kümmerte sich niemand um mich, denn meine Eltern versuchten irgendwie, auswandern zu können, und waren daher vollauf mit sich selbst beschäftigt. Aber es war nichts zu machen, überall wurden Juden abgelehnt, es war unmöglich auszuwandern. Meine Eltern haben sich bemüht, mit mir nicht über die ganze Problematik zu sprechen. Ich habe übrigens neulich mit Kay den Film »Transit« gesehen über Emigranten in Frankreich, die sich auch händeringend bemühen, eine Auswanderungserlaubnis zu erhalten und sich vor der Polizei verstecken müssen, die bereits Juden festnehmen lässt. Es ist ein wunderschöner, dramatischer Film, obwohl er auf jemanden, der nicht in dieser Zeit gelebt hat, vielleicht nicht so intensiv wirkt. Kay fand den Film interessant, mich hat er erschüttert, ich will ihn unbedingt noch einmal sehen. Aber zurück nach Wien. Ich hatte außer dem Englischunterricht also nichts zu tun und trieb mich daher den Tag über in den Straßen herum. Da habe ich mich dann damals mit drei anderen jüdischen Kindern meines Alters zusammengetan und wir haben gemeinsam Konditoreien ausgeraubt. Wir sind also in eine Konditorei gegangen, einer fragte: »Wie viel kosten diese Schokoladen, diese Zuckerln?« Ein zweiter stand am Eingang, und während der Verkäufer oder die Verkäuferin mit dem einen beschäftigt war, der nach allen Waren fragte, schnappte der an der Tür sich unbeobachtet schnell Schokoladen oder Zuckerln. Die andern zwei standen an den Ecken der Straße, um sofort zu signalisieren, wenn ein Polizist erschien.

Wie kam es zu diesem Verhalten? Lag das daran, dass Sie spürten, dass ohnehin letztlich eine Situation der völligen Gesetzlosigkeit bestand, dass Moral öffentlich nichts mehr galt?

Ja, aber wir sahen nicht wirklich die Gefahr. Es wäre für unsere Eltern natürlich entsetzlich gefährlich gewesen, wenn wir erwischt worden wären. Eines Tages ging ich mit meinem Vater durch den Park. Da wurde ich von ein paar Jungens angepöbelt. Mein Vater schimpfte zurück und da begann eine größere Anzahl größerer Jungen, antisemitische Bemerkungen zu machen. Man attackierte meinen Vater und es wäre fast zu einem körperlichen Angriff gekommen. Ich stand daneben. In dem Moment kam ein Polizist, der immer in diesem Park stationiert war und den wir kannten, nahm meinen Vater fest mit den Worten: »Sie kommen jetzt mit mir auf das Kommissariat«, und er fügte hinzu: »Ich beschäftige mich schon mit dieser Angelegenheit.« Daraufhin verschwanden alle. Er ist mit meinem Vater zwei, drei Blocks weitergegangen und sagte dann: »So, jetzt gehen Sie nach Hause, Herr Kernberg, ich dachte, ich müsste Sie vor dieser Situation retten.« Und so kamen wir nach Hause, es war ein kleiner Schreck.

Furchtbar!

Nicht wahr, also das war die Atmosphäre. Und das Schlimmste war dann natürlich, als ich eines Morgens erleben musste, wie an derselben Ecke Neubaugasse-Maria-Hilfer-Straße, drei Häuser entfernt von meiner früheren Klinik, ein SA-Mann meiner Mutter sagte, sie solle den Bürgersteig waschen. Und meine Mutter begann, den Bürgersteig zu waschen, und eine kleine Menge sammelte sich um uns herum und verspottete sie. Die Menge hatte sich vollkommen mit dem SA-Mann identifiziert, sie sahen, ah, hier wird eine Jüdin herabgesetzt, das ist Spaß, da machen wir mit.

Schrecklich. Und Sie standen als Neunjähriger daneben?

Ich stand daneben und einerseits ist es scharf in meinem Gedächtnis eingegraben, aber anderseits ist auch in meinem Gedächtnis, dass ich überhaupt nichts fühlte, sondern den Eindruck hatte, irgendetwas sei nicht ganz richtig, irgendwas stimmte hier nicht, als ob man in einem Traum ist. An was ich mich erinnere, ist ganz einfach dieses verwunderte Nichts, nichts Spüren, auch keine Angst. Ich weiß nicht, wie lange das dauerte, bis man von ihr abließ und wir nach Hause gehen konnten. Aber es war ein wirklich böses Erlebnis. Nicht so sehr der sadistische SA-Mann, SA-Männer sind eben SA-Männer, aber dass da diese Leute, die zufällig vorbeigehen, plötzlich mitmachen, das war dann sozusagen ein retrospektiver Schrecken, ich nehme an, auch für meine Mutter. Sie hat versucht, mit mir nicht darüber zu sprechen. Meine Eltern sprachen mit mir überhaupt nicht über solche Dinge. Indem sie überhaupt nichts sagten, dachten sie, mich zu schützen, aber im Grunde genommen ließen sie mich damit sozusagen allein.

Sie waren ja aufgeweckt und interessiert …

Ja, ich hörte Radio, habe mir da immer Hitlers Reden angehört und habe gelernt, Hitler zu imitieren.

Wie bitte?

(spricht mit der schnarrenden Stimme Hitlers) »Volksgenossen, Volksgenossen, in dieser schicksalsschweren Stunde muss ich euch bekannt machen mit der Realität, dass die Juden die ganze Butter weggenommen und versteckt haben.« Ich weiß nicht, ob das Hitler wirklich gesagt hat, aber es passte irgendwie, diese ganze Art, die verrückten Anzeigen, das Antisemitische, das begeistert Entrüstete.

Haben Sie das Ihren Eltern vorgeführt oder auch vor Freunden?

Ja vor Eltern und vor Freunden und das hat sie amüsiert.

Haben Sie eigentlich Antisemitismus in Wien schon vor dem deutschen Einmarsch in irgendeiner Form erlebt?

Nein, vor dem Einmarsch war mir das vollkommen unbekannt. Für mich waren alle Österreicher gut, alle Italiener potenzielle Feinde, Deutsche Rivalen, mit denen man zusammenarbeitete, aber auf den Unterschied achten musste, Osteuropa, das waren alles minderwertige Völker, Westeuropa war Hochkultur. Wenn man mal größer war, konnte man sich damit näher befassen, aber bis dahin musste man warten. Die Kultiviertesten waren übrigens die Franzosen und die Engländer und die Mächtigsten die Amerikaner. Und dann gab's irgendwie noch in der Welt die Japaner, Chinesen und Eskimos.

Aber dann erlebten Sie Antisemitismus von Nachbarn, die plötzlich ganz anders reagiert haben, von Bekannten, von Freunden …?

Ja, ich musste erleben, dass die jüdischen Schüler vollkommen isoliert wurden von den nichtjüdischen. Dass man uns alleingelassen hat, dass es dann eine scharfe Trennung gab und die nichtjüdischen Freunde plötzlich nicht mehr da waren. Unter uns wohnte eine Frau Kiefer, die lebte mit einem SA-Mann zusammen und von der vermutete man, dass sie die jüdischen Familien anzeigte und am 10. November 1938 den Nazis half, die Wohnungen zu finden, die zerstört werden sollten. Ich weiß das nicht genau, es gab nur die allgemeine Befürchtung, dass diese Frau die Anzeigen erstattet hatte und alle haben Angst vor ihr gehabt. Ich als Kind natürlich auch. Als ich nach dem Krieg im Januar 1953 zum ersten Mal wieder zurück war, sah sie mich vom Fenster aus, als ich durch den Hof auf das Haus zulief, und rief: »Leo, sind Sie wieder hier?« Leo ist der Name meines Vaters. Sie dachte, ich sei mein Vater, denn ich sah ihm ähnlich. Ich erkannte sie sofort und sagte: »Frau Kiefer, ich bin Otto!« Sie sah mich ganz verwundert an, als ob das nicht sein könnte, denn das letzte Mal hatte sie mich 1939 gesehen und jetzt war es 1953. Ich war zwischenzeitlich gewachsen. Sie hat mich eingeladen, zu ihr hereinzukommen, und sagte, sie freue sich, dass sie mich sehe und wie es denn meinen Eltern gehe und sie habe meine Eltern immer sehr gern gehabt und sie sei jetzt mit einem Juden befreundet. Für mich klang das alles ganz merkwürdig. Es war eine kurze, unangenehme Begegnung. Aber ich sah sie dann nie wieder.

Haben Sie Wiener Freunde aus dieser Zeit nach dem Krieg wieder treffen können?

Nein, ich versuchte dann, wenigstens einen zu finden, aber ich fand keinen. Da war zum Beispiel der Brettschneider – sein Vater hatte ein Geschäft in Wien auf der Lerchenfelderstraße, emigrierte und bekam das Geschäft nach dem Krieg wieder. Ich besuchte ihn und fragte ihn nach seinem Sohn. Der war aber nach Australien ausgewandert. Ich war als Kind in Wien übrigens auch verliebt. Meine erste Liebe hatte ich im Alter von vier oder fünf Jahren gehabt, der hatte ich Gedichte geschrieben. Aber dann eben im Alter von zehn Jahren war ich wirklich verliebt in ein jüdisches Nachbarmädchen, die hieß Berta Kohl. Mit der ging ich aus und wir küssten uns in einem Park. Das war für mich ein großes Abenteuer. Die ist dann nach Bolivien ausgewandert. Ich schrieb ihr nach La Paz, bekam aber nie eine Antwort. Das war das Ende. Am 10. November 1938 …

… *in der Reichspogromnacht* …

… wurden praktisch acht oder neun von elf Wohnungen jüdischer Familien verwüstet. Nur zwei oder drei Wohnungen ließ man in Ruhe …

… *und Ihre?*

Ließ man in Ruhe. Da kamen zwei Gestapoagenten, die wollten mit meinem Vater sprechen. Aber mein Vater war von einem Kollegen im Ministerium gewarnt worden, dass da so eine antisemitische Aktion stattfinden würde …

… *das war ja geplant* …

… ja, all das war geplant. Alle jüdischen Synagogen wurden an dem Abend in Brand gesetzt außer der Seitenstettergasse-Synagoge im Zentrum der Stadt, weil sich die in einem Gebäude befand, das direkt an andere angrenzte, und da traute man sich nicht, sie anzuzünden. Und das ist die einzige, die bis heute steht.

Und wo war Ihr Vater?

Mein Vater hatte sich versteckt, er war für zwei Wochen verschwunden. Er war also schon seit zwei Tagen nicht zu Hause gewesen, und als die Gestapobeamten ihn sehen wollten, sagte meine Mutter: »Ich erwarte ihn jeden Moment. Ich weiß nicht, warum er nicht da ist.« Und da warteten die, aber er kam natürlich nicht. Schließlich gingen sie und diese Wohnung wurde verschont. Es ist mir völlig unklar warum, vielleicht weil die Gestapobeamten da waren. Vor dem 9. November wollte mein Vater nicht emigrieren. Er dachte, das geht alles vorbei, Österreich bleibt immer Österreich, die Deutschen werden das Land verlassen müssen. Er war politisch Monarchist und österreichischer Patriot. Er hat mich Otto genannt nach dem letzten Habsburger-Kronprinzen. Bei jeder öffentlichen Feier, bei der es eine Parade gab, waren wir da, in der ersten Reihe. Wir waren unzählige Mal in der Hofburg, er ging mit mir in die Museen, die Schatzkammer. Aber nach dem 10. November 1938 entschied er sich, zu gehen. Ab da versuchten meine Eltern, Ausreisevisa zu bekommen. Aber sie konnten nirgends hin außer nach Chile.

6. Das letzte Schiff nach Chile: Eine paradiesische Stadt, »Hände hoch!« und eine rebellische Zeit

Und warum nach Chile?

Weil das der einzige Ort war, wohin man noch reisen konnte. Der chilenische Konsul in Paris hatte von der chilenischen Regierung tausend Familienvisa bekommen, die er weitergeben sollte. Das war so eine symbolische Geste, Emigranten zu helfen. Im Grunde genommen hat es die Regierung überhaupt nicht interessiert, aber das war halt eine Geste. Und dieser chilenische Konsul hat diese freien Visa alle verkauft für 1000 britische Pfund das Stück. Mein Vater hat also eines dieser Visa gekauft, aber wir mussten warten, bis die kamen …

… Schrecklich!

Und da hat er sich nicht mehr getraut, in Wien zu bleiben. Gott sei Dank! So sind wir vom 16. auf den 17. Juli 1939 schon einmal nach Italien ausgereist.

… also sechs Wochen vor Ausbruch des Zweiten Weltkriegs.

Ein paar Stunden vor der Reise haben meine Eltern mir gesagt: »Hier hast du einen Koffer, pack alle Spielzeuge ein, die da Platz haben. Wir fahren jetzt weg. Kein Wort zu irgendjemandem. Kein Wort, das ist gefährlich!« Und ich verstand schon, dass das ernst war. »Wir fahren jetzt so wie immer in Urlaub nach Abbazia.« Tatsächlich fuhren wir im

Sommer immer nach Abbazia. Das war eine beliebte Sommerfrische in Italien an einer kleinen Bucht in der Nähe von Triest auf der istrischen Halbinsel. Ich kannte Abbazia also gut und liebte es. Nur ein paar Stunden blieben mir, um alle meine Spielsachen einzusammeln.

Und Sie wussten schon, das ist jetzt für immer?

Ja, ich wusste, jetzt ist es für immer. Und so sind wir weg. Am Abend nahmen wir den Zug vom Wiener Südbahnhof. Meine Eltern waren entsetzlich nervös, ich konnte das spüren, sie sagten kein Wort zu mir. In die westlichen Länder konnten Juden schon nicht mehr ausreisen, aber Italien war ein verbündetes Land. Der Zug fuhr über den Brennerpass. Und als wir über die Grenze waren, konnte ich spüren, wie meine Eltern aufatmeten, und am Ende kamen wir in Abbazia an. Wir sind gerade noch zur rechten Zeit entkommen. Es war der 17. Juli, am 1. September ist der Krieg entbrannt und niemand kam mehr raus. In Österreich lebten ungefähr 120.000 Juden, ungefähr die Hälfte wanderte noch aus, etwa 60.000 blieben, von denen 5.000 sich verstecken konnten, unter anderem auch der berühmte Maler Brauer, der als Kind in Wien überlebte. Der gehörte zu einer der letzten Gruppen von jüdischen Kindern, die die Gestapo bei sich in Wien zurückbehielt, denn das gab den Gestapoleuten die Möglichkeit, weiter in Wien zu bleiben, anstatt nach Russland transportiert zu werden, da sie sich ja um den Rest der Juden kümmern mussten. Also da wurden jüdische Kinder am Leben gelassen, damit man sich selber retten konnte …

Von den 60.000, die dablieben, waren 5.000 versteckt, und die andern?

… sind alle nach Polen geschickt worden und umgekommen. Darunter wie gesagt mein Onkel Hermann, seine Frau und sein Sohn Fritz.

Und die andern Geschwister Ihres Vaters?

Die andern? Von denen hörten wir nie wieder etwas, die sind alle verschwunden.

Und bei Ihrer Mutter, hatte die Geschwister?

Nein, sie war die einzige Tochter.

In Abbazia waren Sie aber auch noch nicht in Sicherheit. Denn da mussten Sie auf das Eintreffen der Visa warten. Das war immer noch gefährlich, denn inzwischen brach ja der Zweite Weltkrieg aus und es war noch nicht sicher, ob Italien nicht auch an der Seite Deutschlands in den Krieg eintreten würde. Wie lange dauerte das Warten?

Erst im Dezember 1939 kam die Nachricht, dass die Visa beim chilenischen Konsulat in Mailand angekommen seien. Und da sind wir sofort von Abbazia nach Mailand und mit den Visa dann von Mailand nach Genua, um auf die Ausfahrt mit dem Dampfer Vergilio zu warten. Die Vergilio war buchstäblich das letzte Schiff, das noch nach Chile herausging, das nächste wurde bereits abgesagt.

Wie lange dauerte die Reise?

Wir waren 30 Tage auf dem Dampfer, der überall gehalten hat. Die Fahrt war wunderschön und interessant, für mich ein großes Abenteuer. Wir kamen zum Beispiel nach Barcelona, da waren Hunderte von hungrigen Kindern, die um Brot bettelten. Damals war gerade der Spanische Bürgerkrieg zu Ende gegangen. Und wir haben denen Brot vom Schiff runtergeschmissen. Es war also da eine entsetzliche Armut, das war eine schlimme Erfahrung. Die Reise ging über Curacao, durch den Panamakanal und dann die Westküste Südamerikas entlang über Lima, und diese Städte im nördlichen Südamerika waren alle recht primitiv. Dagegen wirkte Valparaiso in Chile, wo wir landeten und auch zunächst blieben, schon nach dem ersten Eindruck zivilisiert, fast europäisch, geradezu paradiesisch, eine wirklich schöne Stadt. Übrigens, als wir jetzt gerade in Valparaiso waren, bekam ich einen Orden der Universität und mitten in der Zeremonie wurde mir bewusst, dass es genau das Datum war, an dem ich vor achtzig Jahren als Emigrant in Valparaiso aufgetaucht war, am 21.1.1940. Das hat mich vollkommen überrascht und überwältigt.

Aber in Chile angekommen, kannten Sie niemanden?

Nein, wir kamen an und da war so ein alter Mann mit einem langen Bart, der hieß Aufrichtig, das war der Vater von Hans Aufrichtig, der später meine väterliche Leitfigur wurde. Er war der Leiter des jüdischen Hilfskomitees und der hat uns alle vom Schiff zu einer jüdischen Pension gebracht. Als ich vor zwei Wochen in Chile war, wohnte ich in einem Hotel, das ich gebucht hatte, weil es genau an dem Platz stand, wo ich damals jahrelang gelebt habe. Das war für mich eine unglaubliche Erfahrung. In dieser Pension bekamen wir damals nach unserer Ankunft unser erstes Mittagessen. Dann wurden wir aufgeteilt. Jede Familie bekam irgendwo ein Zimmer, wo sie wohnen konnte. Ich wohnte die ersten Wochen über in einem Zimmer zusammen mit meinen Eltern und dann, als mein Vater Arbeit bekam …

Als was?

Zuerst als Angestellter eines Warenhauses, das von einem eingesessenen Juden geleitet wurde und das sich mit dem Import und Export von Stoffen beschäftigte. Und dann wurde er Handelsreisender, hat auch selbständig Stoffe importiert und verkauft, aber er hat nie wirklich ein eigenes Geschäft gegründet. Meine Eltern haben immer auf einem zufriedenstellenden Niveau gelebt, sodass sie sich eine eigene Wohnung kaufen und ein bürgerliches Leben wiederaufbauen konnten. Wobei sie, wie gesagt, finanziell hätten besser stehen können, wenn meine Mutter auch gearbeitet hätte, was sie aber nie wollte. Sie schufen sich auch einen neuen Freundeskreis, der aus jüdischen Einwanderern bestand. Mein Vater war ein begeisterter Skatspieler, Kartenspiel war am Wochenende sein größtes Vergnügen. Da traf sich dann diese Gruppe und spielte die ganze Nacht durch.

Sie haben schon erzählt, dass Ihre Eltern in Chile nicht über die Vergangenheit sprechen wollten …

Sie wollten nicht zurück, wollten nichts mehr zu tun haben mit alldem. Das Einzige, was mein Vater in dieser Hinsicht noch tat, war, Bücher über den Krieg zu lesen, auch über den Zweiten Weltkrieg, und er hat sich allgemein weiter mit Militärgeschichte beschäftigt.

In Chile gab es doch auch Nazis, die dahin geflohen waren, wie hat er darauf reagiert?

Im täglichen Leben gab es damals in Chile praktisch keinen Antisemitismus. Es gab natürlich die Pro-Nazis, also Deutsche und Italiener, und auch die Gegenpartei, die zu den Alliierten hielt, je nachdem woher sie stammten, aber das war sozusagen kein Religionskrieg, sondern das war Weltkrieg in einem fremden Land. Die Nazis warfen Steine und zerschmetterten Fenster von Geschäften, die die englischen und amerikanischen Kriegsbotschaften herausbrachten, und die alliiert Organisierten schlugen die Fenster von den Geschäften ein, die die deutschen und italienischen Kriegsnachrichten publizierten.

Aber das war jetzt während des Krieges. Doch nach dem Krieg sind ja Nazitäter nach Lateinamerika geflohen, auch nach Chile. Haben Sie mit denen zu tun bekommen?

Nein, denn die haben sich zuerst versteckt, weil sie Angst hatten, erwischt zu werden. Und im Übrigen sind die eher nach dem Süden des Landes gegangen, wo es alteingesessene deutsche Kolonien gab, nicht in die Hauptstadt. Aber es gab tatsächlich viele deutschstämmige Einwanderer. Meine spätere Freundin Yvonne zum Beispiel hatte eine französische Mutter und eine französische Großmutter, die Anarchistin war und mit der ich eine enge Freundschaft schloss. Und sie hatte eben auch einen deutschen Vater, der schon in Chile geboren war, aber von deutschen Eltern abstammte, die im Süden lebten und sich ganz mit dem Naziregime identifizierten. Für diesen Vater war es erstaunlich, dass nun seine Tochter etwas mit einem Juden zu tun hatte. Aber wir wurden im Laufe der Jahre gute Freunde. Er war ein sehr netter, gutmütiger Mensch und überhaupt nicht durch die Nazis angesteckt.

Vor allem für Ihren Vater, der Wien so liebte, sogar Monarchist war, ein österreichischer Patriot, muss diese ganze Entwicklung ja schrecklich gewesen sein …

Für ihn ist eine Welt zusammengebrochen.

Und wie ist er damit umgegangen?

Er hat es ganz einfach vergessen. Er hatte sogar seine Uniform gerettet, hatte alle seine Medaillen mitgenommen, er war ja hochausgezeichnet gewesen. Aber dann hat er sie meinem Sohn geschenkt. Mein Sohn besitzt jetzt die Medaillen meines Vaters. Mein Vater wollte am Ende nichts mehr mit alldem zu tun haben. In Valparaiso war er in den ersten Jahren des Krieges noch interessiert an der »Freien österreichischen Bewegung«, zu der ich auch als Kind gehörte, und da war ich auf Paraden der österreichischen Bevölkerung in Valparaiso. Aber dann hat sich das in den letzten Jahren des Krieges irgendwie aufgelöst, denn es war nicht klar, was mit Österreich geschehen würde.

Hat Ihr Vater denn, was man gut verstehen könnte, nach Ihrem Eindruck von dem Ganzen auch psychische Beeinträchtigungen davongetragen?

Nein. Ich glaube, er ist da ziemlich gut rausgekommen. Meine Mutter dagegen reagierte chronisch ängstlich. Bevor Salvador Allende an die Regierung kam, gab es dauernd große Aufmärsche der Linken, und als Allende dann die sozialistische Revolution umsetzen wollte, war meine Mutter so erschrocken, dass sie aus Chile auswandern wollte. Denn sie dachte, da sind wieder neue Nazis. Ich habe sie damals beruhigt und ihr gesagt, dass das nichts mit den Nazis zu tun hat.

Wann ist Ihre Mutter gestorben?

Ende der 70er Jahre. Meine Mutter entwickelte einen Nierenkrebs. Eine Kollegin von mir, eine gute Freundin, die sie behandelte, sagte mir, als Metastasen auftraten, wenn ich sie noch am Leben sehen wollte, sollte ich sie jetzt besuchen. Ich bin also mit Paulina und mit der damals siebenjährigen Nadine, meiner jüngsten Tochter, nach Chile geflogen. Aber während unseres Fluges ist meine Mutter an einem Herzinfarkt gestorben. Als ich in die Wohnung kam, lag meine Mutter tot auf dem Sofa. Mein Vater, der bereits demenzkrank war, war hilflos und verzweifelt, sodass ich mich um alles kümmern musste, vor allem um meinen Vater. Er litt unter dem Beginn einer arteriosklerotischen Demenz und hat dann die letzten zwei Jahre seines Lebens in einem deutschsprachigen jüdischen Altersheim in Santiago verbracht. Ich besuchte ihn öfters und da gab es auch komische Momente.

Inwiefern?

Das Altersheim lag in einer langen Straße. Am andern Ende dieser Straße waren Hurenhäuser. Das war in ganz Santiago bekannt. Und die Adresse dieses Altersheims war also auch die dieser Straße. Als meine Mutter gestorben ist, ist mein Vater zuerst zusammengebrochen. Aber als er dann demenzkrank wurde, entwickelte er in diesem Altersheim die Wahnidee, dass meine Mutter jetzt als Hure in einem Hurenhaus dieser Straße arbeitete. Als ich ihn besuchte und er mir sagte, es tue ihm leid, dass meine Mutter jetzt in dem Hurenhaus arbeite, dachte ich mir, es wird ihn erleichtern, ihm die Wahrheit zu erzählen, und ich sagte: »Also Papa, hör zu, Mutti ist vor ein paar Jahren gestorben. Erinnere dich.« Da wurde er ganz traurig, depressiv, begann zu weinen, und ich sagte: »Wir vermissen sie alle sehr, aber wir müssen damit leben.« Als ich am nächsten Tag zu ihm kam, ging es ihm schon wieder ein bisschen besser. Und zwei Tage später fühlte er sich wieder ganz in Ordnung und war wieder davon überzeugt, dass sie dort als Hure arbeitete. Da habe ich das dann so gelassen. Er war in seiner Demenz auch etwas aggressiv. Er beklagte sich, dass die schönen Krankenschwestern nichts mit ihm zu tun haben wollten und dass man ihn zwang, in einem großen Speisesaal zusammen mit diesen alten hässlichen Frauen zu essen. Das war sein größtes Problem.

Wann ist Ihr Vater gestorben?

Bald nach meiner Mutter im Alter von 80 Jahren.

Zurück zu Ihnen. Wie war Ihre erste Zeit in Chile?

In Valparaiso bin ich in eine chilenische staatliche Schule gegangen. Anfangs sprach ich ja kein einziges Wort Spanisch. Ich lernte es aber schnell und nach zwei Monaten konnte ich mich schon gut verständigen. Die Chilenen sind eine sehr offene und freundliche Gesellschaft. Das war sehr schön. Von Anfang an ging ich auf den Platz gegenüber unserer Wohnung und die Kinder luden mich ein, mitzuspielen. Das Spiel war Indianer und Banditen und man musste sagen: »Manos arriba«, das bedeutet »Hände hoch«. »Manos arriba«, das waren die ersten Worte Spanisch, die ich lernte. Und sie verstanden gut, dass ich erst eben angekommen war und niemanden kannte, sodass sie mir ihre Freundschaft anboten. So wurden meine besten Freunde Chilenen meines Alters. Es war für mich eine absolut wunderschöne Zeit, nach diesen Erlebnissen in Wien, wo man nicht mehr wusste, wer ist Freund und wer ist Feind.

Was ist dann in der ersten Zeit in Chile für Sie prägend gewesen?

Die Eltern wollten uns alle zusammenbringen für den Religionsunterricht, ungefähr 13 Kinder meines Alters, aber ich wollte dann eine Jugendgruppe bilden. Ich kannte das aus Wien, wo ich während der Nazizeit in eine jüdische Kindergruppe eingetreten war. Und als ich erfuhr, dass da ein Jugendleiter aus Deutschland war, ging ich hin, um ihn mir anzusehen. Er hieß Hans Aufrichtig. Für mich war er damals mit seinen 43 Jahren uralt, ich war nämlich erst 14. Aber ich dachte mir, vielleicht kann der noch eine Jugendgruppe leiten, und als ich ihn fragte, sagte er sofort zu. Er machte aus uns eine wirkliche Gemeinschaft und das war eine wunderschöne Erfahrung. Während der Schulzeit in Valparaiso gab es dann jeden Mittwoch einen Vortrag und eine Diskussion. Am Sonntag nahm Hans Aufrichtig uns auf Ausflüge in die Umgebung mit, die ja wunderschön ist. So lernten wir von ihm viel über Religion, über Philosophie, über Zionismus, über Palästina, über Kunst. Er war für mich auch viele Jahre später noch eine Vaterfigur. Immer wenn ich nach Chile kam, habe ich ihn sofort besucht. Erst in den 80er-Jahren ist er gestorben. Ich erinnere mich noch sehr gut, wie er uns die Skulptur eines Boxers mit riesigen Fäusten erklärte. Er fragte uns: »Was fällt euch an diesem Mann auf?« Und wir sagten: »Also der ist unerhört stark.« Einer sagte: »Der hat ja Fäuste, die sind viel zu groß. Da war der Künstler wohl nicht gut in Anatomie.« Und da erklärte uns Hans: »Alles das sind sehr gute Bemerkungen, aber der Künstler übertrieb die Größe der Fäuste, um die Stärke und Energie des Mannes zu zeigen. Und diese Verzerrung des Ausdrucks ist ein Teil der expressionistischen Kunst.« Und so lernten wir viel über Impressionismus, Expressionismus, überhaupt über Kunst, über Geschichte, über Politik.

Blieben Sie in Valparaiso?

Meine Eltern wollten, dass ich auf eine englische Schule in Santiago komme, weil sie davon ausgingen, dass ich auf Dauer ohnehin in die Vereinigten Staaten auswandern würde. Das war so eine Art fixe Idee, denn mein Onkel Manfred Sakel war ja auch in den Staaten und hätte mich vielleicht fördern können. Und so kam ich 1943/44 ins Internat auf das englische Windsor-College in Santiago. Jeden Montag sangen wir dort die englische Nationalhymne. Es gab an der Schule einen Teil englischer Lehrer und einen anderen Teil spanischer Lehrer, die Emigranten waren. Das waren hochkultivierte Intellektuelle, die aus Spanien geflüchtet waren und von denen ich dann weitere Aspekte europäischer Geschichte lernte.

Das war ja noch alles mitten im Krieg. Verfolgten Sie die Kriegsereignisse?

Ja natürlich. Ich erlebte in dieser englischen Schule gebannt die Invasion in der Normandie mit. Der Unterricht wurde unterbrochen und wir hatten Karten vor uns, auf denen wir sehen konnten, wie die Invasion fortschreitet. Das war ein unvergesslicher Moment.

Und Sie haben ja wahrscheinlich gehofft, dass die Alliierten jetzt schnell gewinnen.

Selbstverständlich. Es gab zwei große Augenblicke während des Zweiten Weltkrieges, in denen man Hoffnung fasste, denn zuerst sah es ja miserabel aus, Deutschland besetzte die ganze Welt. Diese zwei großen Momente waren der Sieg in Stalingrad und dann natürlich die erfolgreiche Invasion in Frankreich. Nach zwei Jahren wechselte ich dann auf das Instituto Nacional in Santiago, ein sehr angesehenes öffentliches Gymnasium. In der Zeit wohnte ich dann wieder bei meinen Eltern, die nach Santiago gezogen waren. Ich war rebellisch, tat wenig für die Schule, war die meiste Zeit in der zionistischen Jugendbewegung aktiv und habe mich um meine eigene Ausbildung eigentlich selbst gekümmert, selbständig gelesen, was ich interessant fand. Ich war immer ein sehr guter Schüler, aber eben ziemlich rebellisch. Von Zeit zu Zeit wurde ich bestraft, indem ich eine Woche lang nicht in die Schule gehen durfte. Meine Eltern mussten dann unterschreiben, dass ich jetzt für eine Woche verwarnt war. Meine Mutter war da immer völlig problemlos. Ich sagte: »Mutti, du musst hier unterschreiben, dass ich da jetzt eine Woche Probleme gehabt habe. Hab keine Angst, meine Noten werden weiter die besten sein.« Meine Mutter wusste, dass ich immer gute Noten hatte, und unterschrieb. Das hat sie also weiter nicht gekümmert. Ich war dann in dieser Woche, in der ich ausgeschlossen war, meist den ganzen Tag im Kino, ging von einem ins andere oder ich besuchte die öffentliche Bibliothek, in der ich las. Es war eigentlich eine wunderschöne Zeit mit all den rebellischen Einstellungen. Schon vorher auf dem Windsor-College hatte ich den Widerstand organisiert: Im Winter bekamen wir plötzlich immer wieder dieselbe Nachspeise, Membrillo, das ist ein sehr bekanntes spanisches Fruchtgelee. Im Grunde schmeckt das sehr gut, außer wenn

Sie das jeden Tag bekommen. Ich war Schulsprecher und gab also die Anweisung an alle Klassen, dass sie eine Woche lang Membrillo nicht essen, sondern sammeln sollten. Und nach einer Woche haben wir das Membrillo aus Protest auf alle Wände des großen Saales geschmiert.

Und der Erfolg?

Es gab große Aufregung, und natürlich wurde ich bestraft. Ich durfte all die Prämien oder Preise, die ich am Ende dieses Jahres bekommen sollte, nicht erhalten. Und so kam es dann auch.

Wurde die Nachtischsituation geändert?

Ja, von da an gab es plötzlich Trauben und alle möglichen guten Sachen. Es war eine erfolgreiche Aktion, die mir die Anerkennung meiner Mitschüler einbrachte und meine Autorität stieg.

7. Lebendige Weltanschauungen: Früher Atheismus, die blinden Flecken der Neurobiologie und ein Disput über Gott

Sie haben erzählt, dass die jüdischen Riten Sie immer gelangweilt hatten. Wirkte sich die Rebellion auch religiös aus, beziehungsweise wie ging es bei Ihnen sozusagen weltanschaulich weiter?

Ich hatte weiter großes Interesse an der Geschichte des Judentums. Ich las mit großem Interesse Dubnow, das war die klassische jüdische Geschichte.

Da ging es auch um die eigene Identität.

Ja, und ich war weiter an Palästina sehr interessiert. Unter dem Einfluss von Hans Aufrichtig wurde Religion allerdings vollkommen vernachlässigt. Er war an Religion überhaupt nicht interessiert, es gab da sehr wenig Diskussionen. Aber er war ein voll begeisterter Zionist, der uns die große Bedeutung der Wiederherstellung jüdischen Lebens in Palästina eintrichterte. Er war selber nach Palästina gegangen, konnte sich dort aber nicht einleben und kam deswegen zurück nach Chile.

Und haben Sie als jugendlich begeisterter Zionist nicht auch mal überlegt, nach Palästina zu gehen?

Ja, als sich nach der Staatsgründung der 48er-Krieg entwickelte, wollte ich zuerst auch gehen, habe mich dann aber doch entschlossen, in Santiago Medizin zu studieren, und bin nicht gegangen.

Und wie standen Sie in dieser Zeit zum religiösen Judentum?

Ich hatte in Chile mit 13 Jahren noch meine Bar Mitzwa, aber dann kam mit etwa 14 Jahren die Rebellion gegen die Religion. Ich ging zwar noch in die Synagoge, hatte aber Pamphlete von Lenin im Gebetbuch. Ich wusste damals noch nicht, dass ich damit ganz einfach einen Glauben mit einem andern vertauschte. Mit der Zeit wurde ich dann total atheistisch. Als ich 1947 nach dem Abitur im Instituto Nacional in Santiago in die medizinische Hochschule eintrat, waren wir eine riesige Klasse von ungefähr 120 Studenten, von denen etwa 50 Prozent Sozialisten oder Kommunisten, 30 Prozent Christlich-Soziale und 20 Prozent Faschisten waren. Und ich gehörte dabei zu den Kommunisten.

Wie wurden Sie zum Atheisten?

Ich wurde Atheist, ohne mir das eigentlich klarzumachen, in den Jahren, in denen ich Marxismus las. Ich war damals in eine links-zionistische, marxistische Organisation in Santiago eingetreten, die Kinder für den Kibbuz vorbereitete, und die war sozialistisch-marxistisch, pro-kommunistisch und total atheistisch. Nicht aggressiv atheistisch, sondern sie ignorierte einfach die Religion. Aktiv atheistisch, also antireligiös wurde ich erst im Medizinstudium, als ich dort Mitglied der kommunistischen Studentengruppe wurde. Ich war also gleichzeitig Mitglied dieser jüdischen Jugendgruppe, die zionistisch war, und der kommunistischen Studentengruppe und beide waren marxistisch. Ich wurde Spezialist in historischem Materialismus, hielt darüber Vorträge und das setzte natürlich eine ganz klare und bewusste atheistische Einstellung voraus, eine so genannte wissenschaftliche Einstellung zur Moralität, zur Geschichte, zur Soziologie …

Sie wussten plötzlich alles …

Ja, oder sagen wir, auch wenn man nicht alles wusste, wusste man klar, wo alles zu finden war. Man wusste nicht genau, ist dieses Bild nun progressiv oder ist es reaktionär, da musste man nachschlagen, wo es hingehörte: Ein Sonnenuntergang, das ist im Allgemeinen reaktionär. Zwei Arbeiter auf einem Feld, das ist richtig. Gleichzeitig aber hatte ich meine erste Begegnung mit der katholischen Religion, denn Yvonne, in die ich mich im ersten Jahr des Medizinstudiums verliebte, war eine sehr fromme, gläubige Katholikin. Sie war eine großartige, hochanständige, intelligente Frau und wurde später eine berühmte Chirurgin. Ich war sehr verliebt und hätte sie glatt geheiratet, wenn sie nicht sexuell so gehemmt gewesen wäre. Immerhin ging das eineinhalb Jahre lang. Ich war zwar radikaler Atheist, aber ich hatte Respekt vor der Intensität ihres Glaubens. Das war interessant, ich habe mit ihr nicht über Katholizismus diskutiert, denn da war etwas, ich habe eigentlich darüber nie nachgedacht, aber da war etwas fundamental Ehrliches in ihr, während ich das Gefühl hatte, die Religiosität meiner Eltern war formal, ritualistisch, traditionell, abergläubisch, aber nicht philosophisch begründet. Es könnte sein, dass ich ihnen da Unrecht tue, aber das hat damit zu tun, dass sie mit mir nie darüber sprachen. Und ich sah nur die Symbole, denen ich folgen sollte. Aber warum sollte ich Symbolen folgen, die für mich nichts bedeuteten? Ich bin jeden Sonntag mit Yvonne in die Messe gegangen. Dabei hatte ich ein komisches Erlebnis. Ich war ja in einer jüdischen Jugendorganisation Gruppenleiter und sollte am Sonntag meine Gruppe in die Berge führen. Anstatt in die Berge ging ich dann aber mit Yvonne in die Kirche. Und einmal passierte es, dass ich gerade, als ich aus der Kirche herauskam, per Zufall auf meine Gruppe stieß. Ich war damals 18 Jahre alt und die so etwa 13. Ich weiß nicht, wer da erstaunter war.

Haben Sie später noch Kontakt mit ihr gehabt?

Ja, sie hat nie geheiratet, mit Paulina hatte sie eine freundliche Beziehung, ich glaube auch Kay hat sie noch kennengelernt.

Kurt Tucholsky hat man das Bonmot in den Mund gelegt: Wer mit 20 kein Kommunist ist, hat kein Herz, wer mit 40 immer noch Kommunist ist, hat keinen Verstand. Wie lange sind Sie Kommunist geblieben?

Das war eine langsame Entwicklung. Die erste Erschütterung meines marxistischen Glaubens ereignete sich, als ich etwa im Jahre 1948 als Delegierter zusammen mit drei andern Medizinstudenten in die Berge geschickt wurde, wo die größte Kupfermine bestreikt wurde. Wir lebten da also einen Monat lang mit 3000 streikenden Arbeitern in den Bergen, umringt von Polizei. Und da beobachteten wir, dass die Streikleitung, die aus sozialistisch-kommunistischen Partei-Vertretern bestand, sehr gut aß, während die Arbeiter Hunger litten, denn sie bekamen kein Geld und sollten sozusagen ausgehungert werden. Wir fanden das ungerecht, denn wir dachten, dass in einer kommunistischen Gesellschaft alle das Gleiche bekommen sollten, und wir sprachen, naiv wie wir waren, die Streikleitung darauf an. Daraufhin wurden wir wie Verräter behandelt, sozusagen als fünfte Kolonne des Kapitals. Wir sind dann zurück, ganz erschüttert, und haben das unsern Kollegen erklärt. Aber die reagierten dann auch misstrauisch auf uns. Das war der erste Moment, in dem ich mir dachte, diese kommunistische Welt ist doch nicht so perfekt, wie ich sie mir vorgestellt hatte. Und dann kamen die Slánský-Prozesse …

… bei denen der Generalsekretär der Kommunistischen Partei der Tschechoslowakei Rudolf Slánský zusammen mit anderen Parteifunktionären in einem stalinistischen Schauprozess zum Tode verurteilt wurde …

… vorher noch die Verfolgung der jüdischen Ärzte durch Stalin, die ersten Anzeichen von Antisemitismus und dann eben die Slánský-Gerichtsverfahren, in denen Slánský und andere jüdische kommunistische Leiter angeklagt wurden, Trotzkisten und Spione des Westens zu sein. Viele von ihnen wurden hingerichtet. Das war ganz klar ein manipulierter Prozess, eine autoritäre ungerechte Entwicklung. So etwas empfand ich als äußerst beunruhigend. Und dann kam der Tod von Stalin und Chruschtschows berühmte Rede auf dem 20. Parteitag 1956 …

… die die Schrecken des Stalinismus beim Namen nannte …

Und das war das Ende.

Dann waren Sie immerhin mindestens neun Jahre lang Kommunist.

So ungefähr, ja.

Aber mit abnehmender Intensität.

Ja, und dann kam noch der Bau der Berliner Mauer, die Kubakrise und vor allem las ich schließlich den polnischen Philosophen Leszek Kolakowski. Ich studierte alle drei Bände seines Hauptwerkes »Die Hauptströmungen des Marxismus«, denn ich hatte ja historischen Materialismus gelernt, also wusste ich, worum es sich handelte. Und seine Argumentation war total überzeugend. Das war dann für mich der Schlusspunkt und ich habe dabei auch verstanden, dass die Idee, eine moralische Gesellschaft auf Wissenschaft zu gründen, eine verrückte Fantasie ist.

Wann etwa haben Sie Kolakowski gelesen?

Schon in den Vereinigten Staaten, also in den frühen 60er Jahren. So lange war ich noch linksstehend, so lange dachte ich noch, wir haben halt diese verrückten Regime, aber die kommunistische Theorie ist doch ernst zu nehmen. Mit Kolakowski war das total zu Ende. Der hat mich sehr beeinflusst. Und dann las ich natürlich, was da in Russland alles unter diesem entsetzlichen Regime geschehen war, das genauso entsetzlich war wie das nationalsozialistische. Das alles machte mich am Ende zu einem entschiedenen Antikommunisten, natürlich nicht zu einem Rechtsradikalen. Es brachte mich dazu, Respekt vor liberalen demokratischen Ideen zu entwickeln. Gleichzeitig habe ich dann, psychoanalytisch denkend, für mich die Entdeckung gemacht, dass Liebe und Verantwortlichkeit und das Erkennen von höheren Wahrheiten, denen wir zwar näherkommen, aber sie nie ganz begreifen können, wichtig sind. Die Erkenntnis der Wichtigkeit eines Glaubens an eine absolut gute, vernünftige und sinngebende Entität, oder wie man das sonst bezeichnen soll, war für mich eine psychologische Einsicht, die sich entweder die Menschheit von sich aus ausgedacht hat oder in der im Gegenteil die Menschheit langsam etwas entdeckt, was wirklich da ist, weil das Gehirn des Menschen sich so gut entwickelt hat, dass der Verstand nun einer solchen Entdeckung gewachsen ist. Entweder also ist die Idee Gottes eine Entdeckung des menschlichen Verstandes angesichts einer Realität, die der Verstand zuerst nicht erkennen konnte, oder wir schaffen diese Idee erst selber.

Und was, glauben Sie, stimmt von beiden Möglichkeiten?

Ja, das war das Problem und ich glaube immer weniger, dass wir die Idee Gottes selber schaffen, weil wir durch Liebe, Aggression und Konflikte doch so beschränkt sind, dass eine ewige Wahrheit nicht bloß in uns, sondern über uns realistischer ist als eine Vorstellung, dass wir uns da nur eine Ersatzfantasie schaffen.

Was Sie jetzt sagen, haben Sie mir bisher so noch nie gesagt.

Wir haben noch keine Gelegenheit gehabt, darüber zu sprechen.

Das ist ja eigentlich religiöser Glaube, was Sie da ausdrücken.

Ja.

Ich hatte in unseren früheren Gesprächen ehrlich gesagt immer den Eindruck, dass Sie da eher die wichtige Funktion des Glaubens, auch generell der Religion betonten, aber nicht sicher waren, ob das nicht doch alles bloß Konstrukte des menschlichen Denkens sind, um ein nützliches

Leben zu organisieren. Doch was Sie da jetzt sagen, ist etwas anderes. Denn wenn man die Wahrheit oder diese höhere Sphäre entdeckt, heißt das ja, dass man sie eben nicht selbst produziert. Und eine solche Entdeckung wäre für mich religiöser Glaube. Dass das Erkennen Gottes in der Geschichte nicht auf einmal geschieht, sondern Schritt für Schritt, das haben schon die frühesten christlichen Theologen so gesehen. Sie haben das die Paidagogia Gottes genannt, die sozusagen pädagogische Heranführung des Menschen an die Gotteserkenntnis, damit er von dieser Erkenntnis nicht vollkommen erschlagen wird. Auch ich bin übrigens wie Sie mit 14 Jahren Atheist geworden. Ich fand Religion eine Sache für Kinder, deren Verstand noch nicht reif genug ist. Was ich vor allem nicht verstand, war, warum Gott nicht einfach ein für alle Male klar und unmissverständlich sagt, dass es ihn gibt, damit man nicht immer so unsicher ist. Ich bin dann unter anderem dadurch wieder zum Glauben gekommen, dass ich begriff, dass ich dann dem allmächtigen ewigen Gott gegenüber ja gar nicht wirklich frei sein könnte, dass ich mich ihm dann einfach nur unterwerfen müsste, eine Marionette wäre. Der christliche Glaube geht davon aus, dass es eine geschichtliche Entwicklung des Glaubens gibt, dass sozusagen Funken Gottes schon in den frühesten Kulturen angelegt waren, dass dann auf dem Sinai die große Offenbarung Gottes erfolgt ist, die endgültige schließlich in Jesus Christus, aber dass all das doch letztlich eine realistische Ahnung bleibt, nicht ein abschließendes steriles Wissen, sondern das Erlebnis, nicht überwältigt zu werden, aber doch angezogen zu werden von einem Absoluten. Und so habe ich das dann erlebt. Das klang bei Ihnen jetzt so ähnlich. Das hat mich überrascht.

Ja, ich sehe, Sie verstehen mich. Und wenn wir erklären, was wir in der Natur verstehen, wird ja immer kritisiert, dass man dann teleologisch denkt …

… das muss man jetzt für den gebildeten Metzger nochmal übersetzen: Das teleologische Denken bedeutet, dass man in der Natur sieht, dass alles seinen Zweck hat, seinen Sinn, also nicht bloßer Zufall ist, was natürlich einen Hinweis darauf gibt, dass dahinter jemand steht, der diese Zwecke setzt …

… aber ich glaube, dass wir teleologisch denken müssen. Denn die Entwicklung der Natur ist so tief rational, dass es fantastischer klingt, dass solche perfekten Lösungen sozusagen zufällig gefunden wurden, als anzunehmen, dass es da einen Grundplan gibt. Wenn ich zum Beispiel neurobiologisch weiß, dass es da irgendwo eine gewisse Konzentration von ein paar Hundert Millionen Neuronen gibt, die genau zusammenpassen und so perfekt organisiert sind, dass sie mit einer gewissen Frequenz, die wir feststellen können, kommunizieren und mit dieser Frequenz entwickelt sich dann die Möglichkeit, etwas zu spüren, was bedeutet das, dass aus dieser natürlichen physikalischen Entwicklung plötzlich etwas Geistiges entsteht? Was mich erstaunt, ist, dass die Neurobiologen einfach darüber hinweggehen, ohne auch nur eine Sekunde einen Gedanken daran zu verlieren. Ich habe hier das beste Lehrbuch der Neurobiologie in englischer Sprache, unglaublich dick, von Eric Kandel …

… Nobelpreisträger und übrigens ja auch Wiener …

… da findet man nichts davon. Aber wenn ich über diese konkrete Frage nachdenke, dann ist das ein Wunder.

Ja.

Die haben so die Haltung: Wenn es da eine gewisse elektrische Frequenz gibt, dann fühlt man etwas, nach dem Motto: Sie drücken einen Knopf und dann geht das Licht an – ganz klar: Der Knopf ist die Ursache des Lichts. (Lacht) Wenn wir dann entdecken, dass unsere Welt nur eine kleine Welt in einer viel größeren ist, dann merken wir, dass wir uns Unendlichkeit nicht vorstellen können. Wir können da nur mathematische Formeln entwickeln, aber auch dann zeigt sich klar, dass es eine vernünftige Realität gibt, die immer wieder, wenn wir sie untersuchen, Gesetzen folgt, die teleologisch einen Sinn haben. Das heißt, es sind Entwicklungen, die einem vorherigen Plan folgen und nicht zufällig aus der Evolution hervorgehen. Evolution, das sind nicht zufällige Mutationen, wobei die besten Lösungen überleben, sondern sie zeigt ein klares Ziel von Anfang an.

Würden Sie zustimmen, wenn ich Sie einen gläubigen Menschen nenne nach dem, was Sie jetzt gesagt haben? Oder ist Ihnen dieser Ausdruck fremd?

Ich weiß nicht …

Aber ich finde, wenn man sagt, was Sie jetzt gesagt haben, hat man eigentlich Gott beschrieben, ohne den Ausdruck zu verwenden. Juden verwenden den Ausdruck Gott, Jahwe, nicht gerne …

Ja, das stimmt.

… weil der Ausdruck ist heilig …

Ja.

Sie beschreiben etwas, wo ich als Christ wahrscheinlich schon sehr zeitig das Wort Gott verwendet hätte, aber das kommt bei Ihnen in Ihrer Beschreibung bisher nicht vor. Könnte es sein, dass das daran liegt, dass Sie Jude sind und so großen Respekt vor dem Wort haben, aber dass Sie de facto gläubig sind?

Ich glaube, das stimmt, ja.

Ich will Ihnen das jetzt nicht einreden, also …

Nein, nein, es ist so und da ist noch ein Element, das kommt vom Einfluss meiner ersten Frau, von Paulina. Die glaubte ganz konkret an Gott, da hatte sie als Jüdin keine Schwierigkeiten. Aber sie war der Überzeugung, dass sich Gott für die Menschheit nicht interessiert. Dass Gott indifferent war, und ich fand das immer schmerzhaft, obwohl ich kein Argument dagegen hätte.

Darf ich an dieser Stelle von einem eigenen Erlebnis berichten? Ich war in einer Fernsehdiskussion mit Henrik M. Broder. Henrik M. Broder ist ein deutscher Jude, der in flottem Stil sehr viele Bücher schreibt und eine sehr freche Zunge hat. Wir waren in einer Sendung über Atheismus und Glaube. Henrik Broder war als Atheist eingeladen, er ist säkularer Jude, also ist nicht gläubig. Und ich war eingeladen als Katholik. Er hatte der Redaktion ursprünglich gesagt, er sei Atheist, aber einen Tag vor der Sendung hatte er erklärt, er sei kein Atheist, er sei vielmehr Agnostiker. Das hatte für Aufregung gesorgt, denn das war so eigentlich gar nicht vorgesehen. Und plötzlich in der Live-Sendung sagt er: »Ich habe es mir jetzt überlegt, ich glaube doch an Gott. Aber ich glaube, dass er sich für uns nicht interessiert. Ein Gott, der Auschwitz zulässt, interessiert sich nicht für uns. Ich glaube, dass Gott ein Zyniker ist.« Darauf habe ich geantwortet: »Deswegen glaube ich nicht bloß irgendwie an Gott, sondern ich bin Christ. Ich könnte auch nicht an einen Gott glauben, der da oben sitzt und da unten Auschwitz zulässt. Ich glaube an einen mitleidenden Gott. Ich glaube als Christ, dass Gott Mensch geworden ist und selbst auch gelitten hat, am Kreuz.« Der katholische Philosoph Robert Spaemann, mit dem ich befreundet war, hat auf die Frage »Wo war Gott in Auschwitz?« geantwortet: »Am Kreuz!« Also ich weiß nicht, ob ich mich verständlich machen kann. Ich glaube, wenn Gott die Freiheit des Menschen zulässt, auch die Freiheit zum Bösen, zu Auschwitz, dann wäre er ein Gott, der sich für uns nicht interessiert, wenn er nicht selbst auch den Preis der Freiheit, das ist ja das Böse, mit erlitten hätte und deswegen finde ich Gott nicht zynisch. Das wäre jetzt meine christliche Position.

Ich finde was Sie sagen, hochinteressant. Ich denke nicht, und auch Paulina dachte nicht, dass Gott zynisch wäre, sie dachte nur, dass sich Gott ganz einfach nicht interessiert, dass er in einer Sphäre lebt, in der wir nicht wichtig genug sind. Sie dachte nicht, dass er zynisch ist. Sie würde wahrscheinlich, wenn sie jetzt hier wäre, sagen, für Gott ist Auschwitz eine Kleinigkeit in der Mitte des entsetzlichen Bösen, das zusammen mit dem Guten in der Welt existiert.

Ja.

Ich wollte Ihnen übrigens sagen, dass ich auch nie Atheist im ideologischen Sinn war. Ich glaubte nicht an Gott, weil ich ganz einfach glaubte, dass die Welt von natürlichen Gesetzen bestimmt ist, die sich weiter verewigen. Ihr Buch »Gott – Eine kleine Geschichte des Größten« hat mich sehr beeindruckt. Das ist ein wunderschönes, gutes Buch und es hat mir klargemacht, dass ich kein Atheist bin.

Sie beschreiben eigentlich sehr präzise und differenziert den Gottesglauben, ohne das Wort zu benutzen. Und das finde ich wie gesagt eine sehr eindrucksvolle jüdische Weise, über Gott zu reden, wenn ich das so sagen darf.

Ich dachte, das sei etwas ganz Persönliches, ich habe nicht daran gedacht, dass das jüdisch ist, aber vielleicht bin ich da jüdischer, als ich mir das vorstelle. Ich habe übrigens dieselbe Reaktion des Erstaunens und der Bewunderung und – ich will das nicht übertreiben –, aber ich finde es fast unheimlich, wenn ich entdecke, dass die Struktur der Hirnrinde das gleichzeitige Verstehen von sich selbst und von andern privilegiert, als ob das die Hauptaufgabe des Gehirns wäre. Wie die Hirnrinde darauf eingestellt ist, volles emotionales Leben von sich mit anderen zu ermöglichen, darin kann ich nicht einfach nur eine zufallsbestimmte Entwicklung der Evolution sehen. Und all das wird in der Neurobiologie beschrieben, aber ohne es zu betonen. Doch das heißt letztlich, dass das Gebot »Liebe deinen Nächsten wie dich selbst« eine neurobiologische Basis hat und diese neurobiologische Basis sich nicht selbst erklären kann, wenn sie nicht von einem Willen organisiert ist …

… den wir jetzt mal Gott nennen. (Beide lachen)

… der uns die hauptsächliche Aufgabe unseres Lebens stellt, Beziehung zwischen Menschen herzustellen, wichtiger als Essen und die Aufrechterhaltung eines guten Stoffwechsels.

Die Neurobiologie und überhaupt die Naturwissenschaft können präzise Beschreibungen liefern, wie die Phänomene sind, die man in der Welt antrifft. Aber sie unterstellen dann manchmal auch gerne, sie könnten all diese Phänomene damit auch erklären, und das ist eben falsch. Was Sie sagen, ist ja richtig: Man sieht all diese ungeheuer komplexen Gebilde, man misst all diese unglaublich tollen Effekte, aber man darf nicht sagen, das spricht doch dafür, dass das jemand gemacht hat. Man darf nur beschreiben.

All das hat eine Funktion und diese Funktion muss jemand irgendwo wichtig gefunden haben.

… *und den nennt man gewöhnlich Gott …*

… das ist eben das Wunder. Ich bereite jetzt gerade eine Reihe von drei Vorträgen für meine Gruppe über Neurobiologie vor, in der ich zu dieser These komme. Dass nämlich der Sinn der Organisation des Gehirns ist, Objektbeziehungen herzustellen …

… *gebildete Metzger würden dazu »prägende menschliche Beziehungen« sagen …*

… und diese Beziehungen zu vertiefen und in den Sinn des Lebens zu verwandeln. Ich sage also nicht, dass die Nervenzellen die Ursache der Objektbeziehungen sind, ganz im Gegenteil, dass sie nur einen Plan ausführen. Denn zu sagen, dass die Nervenzellen selber diese Wichtigkeit entdeckt hätten, dass sich die untere Zellschicht vorstellt, was die Funktionen der oberen Schicht sein sollten, wäre ja fantastischer, unrealistischer als alles andere. Das wäre wirklich ein falsches teleologisches Denken.

Sie können es sich ja leisten, das jetzt so zu publizieren mit 91 Jahren und als ein renommierter Psychoanalytiker. Als Psychoanalytiker im ersten Jahr, am Beginn der Karriere würde man sich so etwas wohl kaum trauen. Man setzt sich dann dem Verdacht des Mystizismus aus.

Am Anfang traut man sich vielleicht nicht, weil man persönliche Konsequenzen fürchtet. Jetzt ist mir vollkommen gleich, was man über mich denkt. (Lacht) Nein, das ist übertrieben, es ist wichtig, was man über mich denkt, aber ich kümmere mich nicht mehr darum, dass extrem reaktionäre Leute mich nicht ausstehen können. Es amüsiert mich zum Teil. Ich erlebe immer wieder neue Beispiele davon. Ich habe zum Beispiel eine Arbeit geschrieben über unterschiedliche Übertragungsentwicklungen bei unterschiedlichen Persönlichkeitsstörungen, dass Übertragungsentwicklungen bei narzisstischen, schizoiden, Borderline- und neurotischen Patienten unterschiedlich sind und dass Freud die Übertragungsentwicklung so beschrieben hat, wie sie typisch für neurotische Patienten ist, aber dass das nicht für andere Patienten gilt. Wir müssen jetzt unsere Beschreibungen erweitern und unterschiedliche Arten von Übertragung berücksichtigen.

Für Leser, die keine Fachleute sind, darf ich mal kurz sagen, dass Sie die letzten Zeilen nicht verstehen müssen …

Ja, für traditionelle Analytiker jedenfalls ist diese meine Auffassung Frevel. Ich habe diesen Artikel ans International Journal of Psychoanalysis geschickt, der wurde glatt zurückgewiesen. Die Gutachter sagten, da sei nichts Neues, wir haben das alles schon gehört. Oder sie sagten, wieso ist er so sicher, ein wirklicher Analytiker ist nie so sicher über irgendetwas, ganz im Gegenteil, Analyse besteht darin, Unsicherheit zu behaupten. Ich könnte Ihnen das vorlesen, ich übertreibe wirklich nicht. Man hat die Publikation also zurückgewiesen. Ich habe denselben Artikel an eine fortschrittlichere Zeitschrift geschickt, das Journal of the American Psychoanalytic Association. Die nahmen das sofort an und sagten, sie wollten von mir die Erlaubnis, dass vier Analytiker das diskutieren, ich würde das Recht haben, das zu beantworten. Ich sagte Ja. Und das kommt in ein paar Monaten heraus. Die einen sagen also, das ist reiner Quatsch, Blödsinn, dumm, kennen wir alles, und die andern sagen, dass es sehr wichtig wäre. Ich habe dauernd solche Erlebnisse. Mein Problem ist ganz einfach ein Problem der Zeit. In meinem Alter habe ich keine Zeit mehr, viel zu schreiben, da bin ich realistisch. Ich versuche, das zu sagen, was ich jetzt noch kann, anstatt große Pläne zu machen und dann enttäuscht zu sein, weil ich alles mittendrin abbrechen muss.

Was sind denn zur Zeit Ihre Pläne?

Ich befasse mich schon seit einem halben Jahr mit Neurobiologie und wir versuchen, dazu einen Artikel fertigzustellen, der zu dem Schluss kommt, dass die Organisation des Gehirns auf ein tief empathisch verstehendes Ich in Beziehung mit den wichtigen anderen Mitmenschen zielt. Das erlaubt es dann, ein emotional reiches Leben zusammen mit anderen Menschen zu leben als höchstes Ziel tagtäglicher menschlicher Existenz. Der beste Beweis für diese Hypothese ist die entsetzliche Leere und Einsamkeit von Menschen, deren psychische Störung diese innere Welt aus geronnenen Beziehungen mit anderen Menschen zerstört.

Und wenn ich jetzt nochmal sage, dass es ein Ziel nur geben kann, wenn jemand ein Ziel gesetzt hat und diesen jemand Gott nenne, würden Sie dem zustimmen?

Ich fühle mich immer unsicher, wenn ich über Gott spreche.

Ja, ich merke das.

Aber wenn Gott eine intelligente Entität ist, die Übersicht über die Welt hat und die eigene Macht vernünftig benützt …

… dürfte ich ergänzen: … und der für uns Objektbeziehung werden kann.

Ja, genau.

Das heißt, für mich ist Gott jemand, zu dem man Du sagen kann. Das ist für mich der personale Gott und das unterscheidet mich von buddhistischen Vorstellungen und vom Glauben, dass da irgendwo eine namenlose Energie wirkt. Für mich ist der personale Gott wichtig, zu dem ich in Beziehung treten kann. Und das scheint mir doch sehr nah an dem zu sein, was Sie Objektbeziehung nennen …

Ja.

Gott ist für mich, und das ist der Kern meines Glaubens, jemand, zu dem ich beten kann, also zu dem ich Du sagen kann, der eine personale Begegnung möglich macht. Wie Gott dann genau aussieht, wie das genau ist, das weiß ich auch nicht, beziehungsweise das weiß ich nur als Christ, so wie ich es in der Offenbarung dann lese.

Das ist bei mir anders. Ich erwarte von Gott nichts, nur diese Existenz mit dieser Bedeutung ist eine erhebende, organisierende, beruhigende, erweiternde Kraft. Ich sehe also die direkte Beziehung nicht.

Sie sprachen aber eben von Intelligenz. Können Sie eine überlegene Intelligenz, die ein Ziel setzt, annehmen, ohne dass diese Intelligenz, die Ziele setzt, Beziehung aufnimmt?

Ich könnte mir vorstellen, dass ich nicht genügend wichtig bin. So sehe ich das. Ich bin ein kleiner Punkt in der Welt und weiter nichts. Kannten Sie Margaret Mahler?

Die berühmte Psychoanalytikerin, leider nicht persönlich …

Margaret Mahler sagte mir an einem der letzten Abende, an dem sie noch zu Hause war, bevor sie starb: »Ich liebe es, auf die Sterne zu schauen. Ich weiß, ihre Zahl ist unendlich. Ich kann mich mit denen identifizieren als ein kleiner Punkt, der vollkommen unwichtig am Himmel ist.« Sie sagte das ganz ernst, also da war nichts Ironisches, Spielerisches. Und das war beeindruckend von jemandem, der Grund hatte, größer von sich zu denken, als nur ein kleiner Punkt zu sein.

Ich sage jetzt wieder etwas aus einer christlichen Sicht. Aus christlicher Sicht klingt das für mich wie eine beeindruckend demütige Haltung, in diesem Sinne zu sagen: Ich bin nicht wichtig. In der katholischen Kirche sagt man immer, bevor man zur Kommunion geht: »Herr, ich bin nicht würdig, dass du eingehst unter mein Dach ...« – das ist ein Zitat vom übrigens bis dahin heidnischen Hauptmann von Kafarnaum aus dem Neuen Testament – » ... aber sprich nur ein Wort, so wird meine Seele gesund.« – Ich glaube, der liebe Gott liest die letzten Worte von Margaret Mahler so ... und Sie sagen das ja auch ....

... den ersten Teil sag ich auch ...

Ich glaube, den zweiten Teil brauchen Sie nicht zu sagen, das macht der liebe Gott selber. Im Neuen Testament gibt es die Geschichte vom Pharisäer, der seinen Glauben zur Schau stellt, und dem armen Zöllner, der sich bescheiden, psychologisch formuliert, ganz unnarzisstisch, in die letzte Reihe setzt und sich sogar unwürdig fühlt, die Augen zum Himmel aufzuschlagen. Jesus stellt den Zöllner als Vorbild hin. Ich finde, Sie sind sehr nah am Zöllner. Und wenn ich den Gedanken weiterführe, dann ist doch, zu sagen, ich bin nichts, im Grunde das Maximum an möglicher Empathie. Ich weiß nicht, ob ich mich da gut genug ausgedrückt habe. Wenn ich sage, ich bin der Größte, bin ich überhaupt nicht empathisch, Narzissten sind empathieunfähig, die denken, sie brauchen keine Beziehung, sie sind sich selbst genug. Aber wenn ich sage, ich bin nichts vor diesem gewaltigen Weltall, dann bin ich doch eigentlich jemand, der für eine mögliche Beziehung offen ist, und in dem Moment, als Margaret Mahler das Ihnen gesagt hat, hatten Sie, glaube ich, eine sehr intensive Beziehung zu ihr.

Ja, es war ein Moment einer engen Beziehung mit ihr.

Wenn Margaret Mahler aber in diesem Moment gesagt hätte: »Ich scheide jetzt aus dem Leben als eine große Psychoanalytikerin, das weiß ich. Ich scheide aus dem Leben als jemand, der wirklich etwas geleistet hat, lieber Otto, und ich bin stolz auf das, was ich geleistet habe. Ich glaube, ich bin eine der bedeutendsten Psychoanalytikerinnen der Welt gewesen.« Ich glaube, in dem Moment hätten Sie keine starke Beziehung zu ihr gehabt.

Ja, das stimmt.

Weil sie sich narzisstisch selbst groß gemacht hätte. Und aus christlicher Sicht würde ich sagen, je kleiner man sich macht, desto mehr ist man beziehungsfähig. Auch für die Beziehung mit Gott.

Ja, aber in einer zwischenmenschlichen Beziehung würde ich mich wichtiger fühlen.

In einer zwischenmenschlichen Beziehung mit Margaret Mahler war die Tatsache, dass sie sich ganz klein machte, für Sie eine Möglichkeit, eine Beziehung mit ihr zu haben. Im Übrigen, wenn Sie sich Gott gegenüber selber ganz klein machen, wenn Sie sagen: »Ich bin nicht wichtig für Gott, ich bin einfach zu klein«, ist das eigentlich die Haltung, in der man wirklich allein Gott groß und allmächtig sein lässt, wie es die Juden als Erste getan haben. Die Jesuiten haben ja das Motto: »Alles zur größeren Ehre Gottes«. Und was kann man denn dann besser sagen als: »Ich bin nichts gegenüber Gott.«

Ja.

Das ist, ich habe es schon gesagt, eigentlich eine Haltung der Demut …

Aber es bedeutet nicht, dass man eine so extreme Demut gegenüber dem Verhalten anderer Menschen hat …

Nein.

Okay.

Das bedeutet das nicht unbedingt, aber wenn man anderen Menschen gegenüber narzisstisch wäre und nur Gott gegenüber demütig …

… ja natürlich, das ist problematisch …

Ihre Haltung: »Ich glaube, es gibt Gott, der den Sinn gibt, aber ich bin für Gott nicht wichtig«, wäre für mich durchaus mit einer christlichen Haltung vereinbar, oder doch wenigstens kurz davor. Als Christ glaube ich, dass Gott mich liebt und dass ich, weil er seinen Sohn gesandt hat, der Mensch geworden ist, überhaupt die Möglichkeit habe, als einfacher Mensch mit Gott, der doch sonst zu groß für mich wäre, in Beziehung zu treten. Aber mit dem Menschen Jesus kann ich ja eine menschliche Beziehung eingehen, der ist kein einsamer beziehungsloser Stern im All und ich bin kein einsamer beziehungsloser Stern im All. Ich kann mich als Mensch mit ihm identifizieren, ich kann zu ihm beten. Wenn ich denken würde, Gott wäre so ein Weltenmaschinist, der diese gewaltige Maschine der Welt gebaut und organisiert hat, er wäre eine unendliche Intelligenz, die das Gehirn organisiert, die Tiere gebastelt und das alles gemacht hat, aber er wäre jemand, dem das alles gleichgültig ist, dem auch die Menschen gleichgültig sind, weil sie zu klein sind, weil auch die Menschen in Auschwitz zu klein waren, dann wäre Gott für mich ein gelangweiltes zynisches Monster, das sich selber einen prachtvollen Spielkasten gebaut hat …

… weil Sie auf diesen Gott menschliche Gefühle projizieren …

… das tun Sie ja auch, wenn Sie sagen, da ist jemand, der Zwecke setzt, denn Zwecke kann man nicht nur rational setzen, sondern nur, wenn man den Zweck auch ein bisschen schön findet, ein bisschen angenehm, so wie das menschliche Personen eben tun, sonst setzt man keine Zwecke …

Ja, das ist richtig, Sie haben recht.

Die Theologen sagen, dass wir von Gott nur analog reden können, das heißt, wir können nur in menschlichen Bildern reden, müssen uns dabei aber immer klarmachen, dass diese Bilder höchst unzureichend sind und dass wir das Wesen Gottes mit unserem Denken allein nicht völlig in den Griff bekommen. Jedenfalls aber glauben Juden und Christen nicht an irgendeine diffuse Energie, die das Weltall beherrscht, sondern an einen personalen Gott. Und wenn Sie sagen, da ist jemand, der Zwecke setzt, dann kann das ja auch nur etwas Personales sein, nicht eine energiereiche Molekülansammlung …

Ja, es ist ein Wille, der kognitiv arbeitet …

Jetzt kommt aber noch etwas Zweites hinzu. Sie sprechen fast dichterisch über die Liebe, sagen, dass sich in ihr etwas Religiöses ereignet.

Ja.

»Gott ist die Liebe« heißt es im Neuen Testament und das ist ja auch etwas Personales. Wenn aber Gott, wie ich als Christ glaube, die Liebe ist, dann kann er uns Menschen ja nur lieben, wenn wir frei sind, auch frei zum Bösen und zu Auschwitz. Das Böse und vor allem Auschwitz sind aber keine Kleinigkeit, sondern tiefernst und wirklich schrecklich. Und die einzige Lösung aus diesem Dilemma ist für mich als Christ der mitleidende Gott. Das ist Gottes Preis für die Liebe. Wenn ich aber die, wie ja auch Sie sagen, religiöse gute Erfahrung der Liebe zusammennehme mit der ebenso religiösen Intuition einer Zweck setzenden Intelligenz, eines vernünftigen Willens, der die Welt geschaffen hat …

… ich verstehe …

… dann kommt da kein Monster heraus, sondern für mich der christliche personale Gott, zu dem man Du sagen kann, zu dem man beten kann. Zu einer Zweck setzenden Vernunft kann man nicht beten, die kann man nur bewundern.

Ich verstehe genau, was Sie sagen. Ich hatte diese beiden Aspekte bisher nie verbunden, allerdings habe ich im Moment in meiner Beziehung mit Kay das Gefühl, dass da irgendetwas entsteht oder auftaucht, was einen religiösen Sinn hat. Das ist konkret eine praktische Realität, über die man schwer sprechen kann, aber das ist eine transzendente Wahrheit. Doch zwischen dieser Erfahrung und der alles erschaffenden Intelligenz, da klafft für mich noch eine Lücke, ich kann das emotional nicht zusammenbringen. Was Sie sagen ist ziemlich überzeugend, ich muss darüber nachdenken. Sie haben in mir eine Frage erweckt, aber die kann ich nicht beantworten.

8. Der Holocaust und die Folgen: Die Psychologie des Bösen, betrunken in Wien und eine erlösende Begegnung in Frankfurt

Wir haben jetzt über Ihre sozusagen weltanschauliche Entwicklung gesprochen und sind dabei zu ganz grundsätzlichen Fragen gekommen. Aber wieder zurück nach Chile. Wie haben Sie dort aus der Ferne den Holocaust erlebt?

Wir haben während des Krieges sehr wenig gehört. Wir erfuhren, dass alle Juden aus den unterschiedlichen europäischen Ländern nach dem Osten in Konzentrationslager in Polen verschleppt wurden und dass es da Todeslager gab, das war aber alles ziemlich vage. Soweit ich mich erinnere, haben wir während des Krieges keine Kenntnisse von Gaskammern gehabt. Ich weiß nicht, ob das in Chile überhaupt vor Ende des Krieges schon bekannt war. Wir schrieben meinem Onkel Hermann, der in Lodz war und der auch zurückschrieb, sodass es dann zwei Monate lang irgendwelche belanglosen Briefe gab, die hin und her gingen. Und dann hat er nicht mehr geantwortet und wir haben nichts mehr gehört und wir haben nichts mehr gewusst. Tausende, Hunderttausende von Personen haben nichts mehr gewusst. Es gab natürlich irgendwelche Kenntnisse, aber die wurden wohl von offiziellen politischen Stellen des Westens irgendwie unterdrückt. In der jüdischen Gemeinde jedenfalls war das alles weitgehend unbekannt. Man konzentrierte sich auf die Entwicklung des Krieges, man wollte immer wissen: Wie steht es jetzt an der Front? Das Entsetzliche der ganzen

Sache kam erst 1945 heraus und dann reagierten wir langsam. Es war zuerst ein Schock, ein Entsetzen und dann eine langwierige Entwicklung. Dass kaltblütig ein ganzes Volk ermordet wurde, systematisch ermordet wurde, erschien so ungeheuerlich, dass es schwer zu verstehen war. Es gab nur die Presseinformationen über die Nürnberger Prozesse …

… in denen die Haupttäter von einem alliierten Gericht abgeurteilt wurden …

… aber erst langsam setzten sich auch nach Informationen aus unterschiedlichen Büchern Schrecken, Trauer und Entsetzen durch. Da gab es Berichte von Überlebenden, die Geschichte von Anne Frank war sehr beeindruckend, ElieWiesel begann Bücher zu schreiben. Es war ein sich langsam entwickelndes Entsetzen und gleichzeitig eine Verleugnung, beides zusammen.

Warum Verleugnung?

Verleugnung, weil das alles zu unglaublich war. Viele Überlebende konnten darüber überhaupt nicht sprechen.

Wie haben Ihre Eltern reagiert? Haben sie darüber gesprochen?

Meine Eltern haben dauernd darüber gesprochen und alle dachten an ihre Verwandten, was wohl mit denen geschehen war. Und vor allem versuchte man zu verstehen, wie da so viele hatten mitmachen können. Es war nicht nur der Tod von Millionen Menschen, der erschütterte, sondern die massive Kollaboration. Es wurde langsam klar, wie weit auch die unterdrückten osteuropäischen Staaten Gefängniswärter für die Konzentrationslager gestellt hatten und Juden ausgeliefert hatten. Es gab antisemitische Ausschreitungen in Ungarn, in Polen. Es dauerte Jahre, bis man da eine Übersicht gewinnen konnte, um zu verstehen, wie es möglich war, dass man durch eine bestimmte Erziehung, Ideologisierung und eine prinzipielle Entmenschlichung dazu kommen konnte, ein ganzes Volk umzubringen. Am Anfang befasste man sich ja nur mit den persönlichen Tragödien. Das Verstehen, das es eigentlich erst erlaubte, das Entsetzen in intellektuelles Verstehen und eine kritische Einstellung zu überführen, das geschah erst in den 50er Jahren. Eigentlich hat erst Lucy Dawidowicz in ihrem Buch »Der Krieg gegen die Juden« beschrieben, wie systematisch die Nazis zuerst durch die absolute Abtrennung der Juden von der restlichen Gesellschaft die Juden entfremdet hatten, sodass die allgemeine Gesellschaft sie als konkrete Menschen gar nicht mehr im Blick hatte. Dann kam die systematische Vergiftung der allgemeinen Einstellung den Juden gegenüber. Sie wurden nicht mehr mit menschlichen Begriffen beschrieben, sondern als Ungeziefer. Und am Ende kam die Ausraubung der Juden sowie der symbolische Akt der Aberkennung der Staatsbürgerschaft, der die Juden in total isolierte innere Emigranten verwandelte, und dann erst schickte man sie als Unerwünschte weit weg, sodass dort dann erklärt werden konnte, das Vernünftigste wäre nun, auch den letzten Schritt zu tun, nämlich sie alle zu eliminieren.

Wie standen Sie zu Hannah Arendts These von der »Banalität des Bösen«?

Ich fand sie überzeugend, aber andererseits glaube ich, dass sie die Realität des Bösen unterschätzte als eine mächtige pathologische Entwicklung persönlicher und sozialer Realität.

Da widerspreche ich Ihnen ja immer, denn ich finde das Böse nicht pathologisch. Dann könnte man die Täter ja krankheitsbedingt als schuldunfähig entschuldigen. Wenn etwas pathologisch ist, dann ist es ein Leid, das man therapieren muss, wenn es böse ist, muss man die Polizei rufen. Sobald ich den Ausdruck »böse« verwende, werde ich moralisch, und dann muss es die Möglichkeit des Guten geben, sonst kann ich diesen Menschen nicht verurteilen. Dass der Böse potentiell gut sein könnte, macht ihn aus meiner Sicht böse. Auch Hitler war aus meiner Sicht nicht psychisch krank, ich fände das eine Verharmlosung des zutiefst Verbrecherischen in ihm. Wie sehen Sie das?

Ich glaube, dass er krank war und gleichzeitig moralisch Verantwortung hatte, er war gleichzeitig böse und krank. Ich glaube übrigens nicht, dass er eine unbehandelbare antisoziale Persönlichkeit hatte, sondern eher das Syndrom des bösartigen Narzissmus, das grundsätzlich behandelt werden kann. Das Böse ist aus meiner Sicht beides: Es ist eine Pathologie, die behandelt werden muss, aber es kann sich als unabhängige Kraft sozial entwickeln, und eine allgemeine Epidemie des Bösen hervorrufen, die dann nicht mehr zu behandeln, sondern zu bekämpfen ist.

Aber was zum Beispiel Ihre Mutter in Wien erleben musste: Da blieben ganz normale Passanten stehen und verhöhnten sie. Die waren nicht pathologisch, die waren aus meiner Sicht zutiefst böse, die waren normal, und das ist ja das Beängstigende.

Ich bin vollkommen damit einverstanden. Also da geht es nicht um persönliche Pathologie, sondern um eine soziale Realität, die ein allgemeines Potenzial der Menschheit darstellt, das gefährlich ist.

Das sehe ich auch so.

Hannah Arendt hat recht, dass beim sozialen Bösen mediokre, mittelmäßige, bürokratische Naturen mitmachen. Dass unter der dünnen Schicht der Zivilisation das Böse lauert, das ist das psychologisch Wichtige und Dramatische und Entsetzliche und das ist ein Teil menschlicher Realität. Ich habe also diese doppelte Einstellung: Das Böse ist einerseits eine pathologische Entwicklung der Aggression gegen sich selbst oder gegen andere in Form von Sadismus und andererseits ein allgemeines menschliche Potenzial, das gefährlich ist und bekämpft werden muss. Das ist für mich kein Gegensatz. Wer mir sehr geholfen hat, psychologische Aspekte da genauer zu verstehen, war Wolfgang Sofsky, ein Soziologe aus Göttingen, der in seinem Buch »Die Ordnung des Terrors« die Psychologie der Verfolger beschrieb. Das Böse ist eine abnormal gesteigerte Form der Aggression, in der die Zerstörung der Umwelt genossen wird als Freude an der eigenen Großartigkeit und an einer eigenen Ewigkeit. Denn was man zerstört, das ist dann tot und verschwunden und man selbst überlebt in einer emotionalen Ewigkeit. Diese Ausübung absoluter Macht führt zu einem rauschhaften Gefühl der Sicherheit. Wenn man dann aber erstmal eine Anzahl von Menschen ermordet hat, dann ist diese Freude plötzlich weg, und um sie wiederzubeleben, muss weiter gemordet werden. So haben die Konzentrationslager für die Wärter psychologisch sozusagen eine lebenserhaltende Funktion gehabt.

Während meines Medizinstudiums waren in der Anatomie unsere Lehrer gewöhnlich hoch gebildete und feinsinnige Menschen. Aber die Arbeiter, die die Leichen vorbereiteten, waren oft grob und wenig sensibel. Für sie gab es nicht den wissenschaftlichen Zugang zu den Leichen, für sie waren das eben nur Leichen und das war ja nicht falsch. Könnte es sein, dass man sich als Psychoanalytiker die schreckliche Realität des Bösen durch die Theorien, die man darüber kennt, eher vom Leibe halten kann?

Ein Psychoanalytiker sollte theoretisch verstehen, wie etwas entstand, was sich dann als Böses entpuppt, und gleichzeitig sollte er sich die moralische Entrüstung über das Böse bewahren. Der Psychoanalytiker sollte die Fähigkeit besitzen, beides zur gleichen Zeit zu tolerieren. Praktisch allerdings gibt es Psychoanalytiker, die nur versuchen, alles zu verstehen, die so eine Art Mutter-Theresa-Persönlichkeit haben und alles im Grunde genommen gut finden, da fehlt dann die moralische Entrüstung. Man muss sich als Psychoanalytiker auch dafür interessieren, ob eine Person unmoralisch ist, nicht nur gefährlich, sondern auch böse, ein unangenehmer Patron.

Manche Deutsche haben sich nach dem Krieg damit zu entschuldigen versucht, sie seien eben auch einem kollektiven Wahn verfallen. Sie haben sich sehr mit Massenpsychologie befasst, wie sehen Sie das?

Natürlich gibt es Massenphänomene, die Menschen psychologisch beeinflussen. Wenn man dann aber als Einzelner handelt, einen konkreten Menschen angreift oder totschlägt, dann ist man persönlich moralisch verantwortlich. Die Gefangenenwärter der Konzentrationslager sind alle moralisch schuldig, denn das ist nicht mehr Massenpsychologie und hurra schreien, sondern persönlicher Folterterror und unmenschliches Verhalten. Ich denke da an Bette Bao Lord, die in ihrem Buch beschreibt, wie ihr Professor während der Kulturrevolution in China verurteilt, dann angegriffen und totgeschlagen wurde. Die Autorin, die unter den Studenten war, die bei dieser Hassreaktion gegenüber ihrem Professor mitmachten, ist dann doch zurückgewichen, sie konnte dem Professor nicht direkt persönlich ins Gesicht schlagen, sie hatte also eine moralische Reaktion gegenüber dem konkreten unmoralischen Verhalten, das von ihr erwartet wurde, und trotz ihrer psychologischen Identifikation mit der Masse war da eine Grenze, und wenn man diese Grenze überschreitet, an der persönliche Verantwortung und Gewissen auf dem Spiel steht, ist das der Moment, wo man schuldig wird.

Für mich bleibt das Böse etwas Rätselhaftes, etwas Unheimliches …

Es gibt eine erschütternde Kurzgeschichte in dem Buch »Die Schule der Gottlosigkeit« von Aleksandar Tišma. Es ist die Beschreibung eines Folterers, der ein kleines Kind hat. Das Kind ist krank, es hat eine Lungenentzündung und er ist entsetzlich beunruhigt und ruft seine Frau an: Wie geht es dem Kind? Dann geht er zurück zur Arbeit und foltert einen Studenten. Er steht in Rivalität mit einem anderen Mann, der einen anderen Studenten foltert und der ihn verachtet, weil er nie etwas erreicht. Seine Opfer sterben alle, bevor sie gestanden haben. Jetzt foltert er also diesen Studenten und es wird genau beschrieben, was er Entsetzliches mit diesem Studenten anstellt, der natürlich am Ende stirbt. Diese Beschreibung des ungeduldigen Folterns, um die Wahrheit herausbekommen, während dieser Mann sich gleichzeitig um sein Baby kümmert, das ist das Ärgste, was ich je gelesen habe über die Psychologie des Bösen. Denn das ist ein böser Mensch, ein wirklich böser Mensch, der weiß, was menschliches Mitgefühl, menschliche Angst und menschliche Sorge ist und der dennoch all das zerstört in seiner rücksichtslosen Unmenschlichkeit gegenüber diesem anderen Menschen.

Ich bin selbst einmal angefragt worden für einen Fernsehfilm über das Thema »Hitler und die Frauen« und da habe ich gefragt: Warum fragen Sie mich als Psychotherapeuten, fragen Sie doch einen Historiker oder einen Romancier. Hitler war nicht krank und deswegen bin ich kein Experte für dieses Thema. Aber sie wollten eben unbedingt einen Psychofachmann haben. Und dann haben sie mir Liebesbriefe geschickt, die Hitler an Frauen geschrieben hat. Und das Schreckliche war: Die waren normal. Er war durchaus empathisch. Er war zugewandt. Es war nichts Pathologisches an diesen Briefen, nichts Perverses. Als Hitlers Mutter im Sterben lag, hat er sein Bett neben das Bett seiner Mutter gestellt und sie rührend versorgt, wochenlang. Und das ist ja umso schrecklicher. Ich erzähle das jetzt, weil ich eben spürte, dass das, was Sie an der Geschichte am meisten erschütterte, die menschliche Sorge des Folterers um sein Baby war, dass er da Empathie zeigte, dass da eben kein stumpfer Mensch folterte. Die Erschütterung war offensichtlich, dass dieser Folterer hätte gut sein können …

… dass er die Fähigkeit gehabt hätte und deshalb zeigt, dass er in seiner brutalen Aggression fühlen konnte, was er da tat, dass er nicht blind handelte.

Das Erschütternde ist doch, dass es gerade Deutsche waren, die diese Verbrechen begangen haben, dass es das Volk war von Kant, von Hegel, von Goethe, von Schiller, von Bach, von Mozart, ein Volk, das alle Fähigkeiten hatte, Gutes zu tun und Böses zu unterlassen. Ich provoziere gerne, indem ich die Kollektivschuldthese verteidige, denn wenn wir schon hemmungslos den Wohlstand genießen, den unsere Vorfahren uns ermöglicht haben, dann muss uns auch die Schuld in den Kleidern stecken, die unsere Vorfahren angesammelt haben. Wie stehen Sie zu der Frage vergangener Schuld, inwiefern betrifft sie uns noch?

Ich würde eher von sozialer Verantwortung sprechen, nicht von Schuld. Schuld ist etwas Persönliches. Ich glaube, man kann Gruppen nicht so betrachten, als ob sie ein gemeinsames Über-Ich hätten, Gruppen sind im Grunde unmoralisch. Organisationen sind unmoralisch. Es gibt keine Ethik der Organisation oder der Gruppe. Es gibt eine Ethik der Leitungen von Gruppen, von Nationen und soziale Verantwortung einer Nation, die natürlich von der Leitung umgesetzt werden muss. Ich sehe es als soziale Verantwortung Deutschlands, soweit es kann, Israel, soweit es sich anständig benimmt, zu unterstützen. Ich würde es als Verantwortung der Vereinigten Staaten sehen, die Schwarzen zu beschützen.

Hat der Holocaust Ihre Sicht der Welt, des Menschen und des Lebens beeinflusst?

Ja, absolut. Er hat für mich die Erkenntnis gebracht, dass es im Menschen auch die Möglichkeit gibt, sich der Zerstörung rein um der Zerstörung willen hinzugeben und dass man mit guter Politik soziale Situationen vermeiden muss, in denen solche aggressiven Kräfte an die Oberfläche gelangen. Deswegen sind autoritäre Regime gefährlich, weil sie solche soziale Aggression auslösen, und das ist das Entsetzliche zum Beispiel an der kommunistischen und nationalsozialistischen Ideologie, aber auch am politischen Islam, dass sie für ihr Ziel einer idealen Welt die rücksichtslose Zerstörung all dessen propagieren, was dieser idealen Welt entgegensteht.

Hat der Holocaust Ihre religiöse Einstellung berührt?

Ich habe den Holocaust nicht als eine Frage an Gott gesehen, denn ich war in den 50er Jahren bereits unter dem Einfluss von Paulina. Und Paulina sagte, dass sich Gott nicht für die Menschheit interessiert. Ich fand das überzeugend. Deshalb habe ich Gott nicht vorgeworfen, dass er den Holocaust zulässt, denn ich glaube nicht, dass es seine Pflicht ist, uns glücklich zu machen.

Das glaube ich allerdings auch nicht. Konnten Sie nach dem Krieg Deutschen sofort unbefangen begegnen?

Ich habe da zwei unterschiedliche Erfahrungen. Das erste Mal war ich im Jahre 1953 zurück in Wien. Ich war mit der Klasse meiner Medizinischen Hochschule auf einer Europafahrt. Die Fahrt ging nach Spanien, Frankreich und Italien, nicht nach Deutschland. Und da habe ich mich von der Gruppe getrennt, denn ich wollte nach Wien. Eine Woche lang bin ich damals allein in Wien gewesen, im Januar 1953, also kurz vor dem österreichischen Staatsvertrag, der Österreich wieder die Freiheit brachte. Damals gab es noch die vier alliierten Soldaten in einem Jeep, das Symbol der Besatzungszeit. Ich war allein in Wien und hatte das Gefühl, die Stadt zu sehen, die Straßen, empfand wieder eine intensive Liebe zur Stadt, aber eine totale Distanz zu allen Menschen. Ich wollte nichts mit den Menschen zu tun haben. Ich hatte ganz klar die Fantasie, es wäre schön, wenn man so eine Art Neutronenbombe über Wien abwerfen würde, das ist so eine »intelligente« Bombe, die tötet nur alle Menschen, aber schadet nicht den Gebäuden. Und ich hatte die Fantasie, das wäre eigentlich doch fabelhaft, die Stadt sozusagen von allen Menschen zu befreien und wieder neu anzufangen. Gleichzeitig war ich in einer kleinen Pension, und die Besitzerin dieser Pension interessierte sich für mich. Ich war ein Jude, der da zurückkommt nach Wien, das war für sie so etwas wie jemand, der vom Mond kam. Sie war eine ganz einfache, etwa fünfzig oder sechzig Jahre alte Frau und sie war freundlich und zugewandt. Ich war daran interessiert, was sie zu sagen hatte. So hatte ich mit ihr eine sehr menschliche Beziehung, aber sonst mit niemandem. Und ich trank. Ich war meist betrunken. Ich ging auf den Kobenzl, einen kleinen Berg am Rande von Wien, mitten im Winter und dann über die Wiesen, alles schneebedeckt, in die Stadt zurück. Stundenlang wanderte ich herum, betrunken. Ich weiß überhaupt nicht, wie ich das alles durchquerte, die Distanz erscheint mir fast unmöglich zu sein. Ich war allein und betrunken. Ich habe mich dann einer Gruppe von deutschen Touristen angeschlossen, die Wien besuchten. Ich tat so, als ob ich nur Spanisch spräche und nur ein bisschen Deutsch verstand. Dieser Touristenführer erzählte zum Beispiel: »Also hier haben unsere Truppen noch den letzten Widerstand geleistet, während uns die Russen von der anderen Seite der Donau angriffen.« Das war für mich der Beweis, dass die Nazis alle noch da waren. Oder er sagte: »Eine halbe Stunde von hier, da haben wir unsere Untergrundflugzeugreparaturwerkstätte, und die haben die Amerikaner nie gefunden.« Ich habe dann den Lehrer Metall besucht, wovon ich Ihnen schon erzählt habe. Sonst hatte ich eigentlich nur mit zwei Personen Kontakt. Die eine war die Besitzerin dieser Pension, die zweite war ein russischer Soldat, der mich in schlechtem Deutsch irgendetwas gefragt hatte, und da habe ich mich sehr gefreut, dem zu zeigen, wo ich wohnte und so weiter, und ihm geholfen, ging zum Beispiel mit ihm ins Geschäft und habe übersetzt. Er sah, wie freundlich ich war, und verstand überhaupt nichts. Ich besuchte ihn in seinem Hotel und ein paar Stunden später besuchte er mich. Die Besitzerin meiner Pension kam ganz blass zu mir und sagte: »Da ist ein russischer Soldat draußen, der will Sie sprechen.« – Ich sagte: »Beruhigen Sie sich, ich weiß schon.« Er wollte mir eine Flasche Wodka schenken, die ich angenommen und ausgetrunken habe. Nie in meinem Leben habe ich so ein Erlebnis gehabt, eine Woche lang praktisch betrunken zu sein. Ich weiß nicht, ob Sie das bemerkt haben, ich trinke eigentlich überhaupt nicht. Bei dieser Reise hatte ich also eine Art Null-Verbindung mit den Menschen in Wien. Stundenlang habe ich mir alles angesehen, ging durch all die Straßen, die ich mit meinem Vater so gerne langgegangen war, durch die Parks, sah mir alles an, was zerstört war, freute mich über die Ruine des Hotel Metropol, weil das der Gestapositz war, eine Angststätte, das wusste ich schon als Kind und jetzt war es eine Ruine. Diese Ruinen weckten in mir das Gefühl der Befreiung, während ich mich gleichzeitig freute, dass alles noch da war, wie es sein sollte, aber es gab eben keinen Kontakt mit Menschen. Während ich jetzt mit Ihnen spreche, erinnere ich mich an ein merkwürdiges Erlebnis mit einer Patientin von mir. Ich habe in meiner Praxis in White Plains ein großes Bild von Wien im sechzehnten Jahrhundert, ein berühmtes Bild, auf dem die innere Stadt, das ganze Wien zur Zeit der Türkenbelagerung noch von Mauern umgeben ist. Wo alle Straßen zu sehen sind und ich jede Ecke kenne. Da sieht man Gebäude aus dem sechzehnten Jahrhundert, die jetzt noch stehen. Und eine schwer schizoide Patientin, die bei mir in intensiver Psychotherapie war, sagte mir in einer Stunde: »Haben Sie darüber nachgedacht, Herr Kernberg, warum Sie dieses Bild aus dem sechzehnten Jahrhundert von Wien da hängen haben?« Ich antwortete: »Wie kommen Sie auf diese Idee?« Und sie sagte: »Wissen Sie, Sie sehnen sich nach Ihrer Mutter. Es ist eine tote Mutter. Das ist die Stadt, von der ich weiß, dass Sie dort geboren wurden. Und hier ist diese Stadt Jahrhunderte vor Ihnen. Da gibt es also keinen Menschen, den Sie kennen konnten und der Sie kennen könnte. Es ist im Grunde genommen eine vollkommen leere Stadt. Sie vermissen eine Stadt, und nicht eine konkrete Person. Sie vermissen Ihre Mutter.« Das war das Problem der Patientin, aber ich hatte das Gefühl, dass in diesem Moment die Patientin mich analysiert hatte. Und ich sagte ihr: »Ich finde es sehr eindrucksvoll. Haben Sie da irgendeine Assoziation, die Sie an etwas Persönliches erinnert?« Und so ging die Therapie weiter. Aber ich sagte ihr nicht, wie genau sie das gesehen hatte. Das ist ja typisch für schizoide Patienten, dass sie einerseits, was sie selbst betrifft, vollkommen konfus sind, aber dann plötzlich dieses unglaubliche Feingefühl für andere Menschen aufbringen. Der zweite Besuch in Wien war 1971 …

… erst 17 Jahre später …

Ja, 1971 war der Internationale Psychoanalytische Kongress in Wien. Mir war inzwischen klar, dass da jetzt eine neue Generation war, aber ich war immer noch sehr misstrauisch. Doch jetzt konnte ich mich ganz anders als 1953 wieder an der Stadt erfreuen, nachschauen, ob noch irgendjemand da war, den ich kannte. Anna Freud …

… die Tochter von Sigmund Freud, selber Psychoanalytikerin und seine Gralshüterin …

Ja, sie war die große Person dieses Kongresses, und ich war voller Hassgefühle gegen sie, die sich so sehr freute, dass man sie so großartig behandelte in einer Stadt, wo noch vor ganz kurzer Zeit die Juden rausgeworfen und ermordet wurden. Diese Unterwürfigkeit, ohne die Vergangenheit hochkommen zu lassen, fand ich unwürdig. Ich habe mich sonst über niemanden geärgert, außer über die Anna Freud. Es könnte sein, dass das auch damit zu tun hatte, dass ich in den Staaten immer als Kleinianer von allen Freudianern angegriffen wurde. Ich war natürlich damals mit Paulina und mit Freunden in Wien, ich war also jetzt nicht mehr allein dort. Es freute mich, dass ich allen zeigen konnte, wo was ist, aber sonst hatte ich überhaupt keine Beziehung mit irgendjemandem. Und dann war ich vier Jahre später 1975 allein in Deutschland. Es war das erste Mal überhaupt, dass ich in Deutschland war. Man hatte mich nach Frankfurt eingeladen, wo ich an der Universität einen Vortrag halten sollte. Und da hatte ich das erste Mal das Gefühl: Jetzt bin ich wirklich in Deutschland. Am ersten Abend nahm mich Peter Kutter, ein deutscher Analytiker, zur Seite und fragte mich: »Wollen wir zusammen Abend essen?« Ich war einverstanden und er sagte mir dann: »Das ist doch das erste Mal, dass Sie in Deutschland sind. Sie müssen sicher sehr belastende Gefühle haben, was uns anbetrifft. Ich wollte mit Ihnen abendessen, um mit Ihnen darüber zu sprechen. Wir sind im selben Alter«, sagte er mir, »und ich möchte Ihnen über meine Kindheit und Jugend erzählen. Ich habe in diesem Lande gelebt und meine Eltern waren Feinde des Regimes. Ich musste dann natürlich auch zur Hitlerjugend und so weiter. Aber ich wollte, dass Sie wissen, dass es hier immer auch noch normale Menschen gab, die gegen dieses Regime waren, dass nicht alle Deutschen Nazis waren und dass Sie sich hier also nicht in einem feindlichen Staat befinden.« Er fragte mich dann auch nach mir, und dann gingen wir durch die Stadt. Wir waren an diesem Abend bis zwei, drei Uhr früh zusammen in Frankfurt, und ich fand das erlösend. Es war sozusagen eine Intensiv-Psychotherapie. Wir sind dann jahrelang befreundet gewesen. Dieses Erlebnis hat meine Einstellung schlagartig geändert. Ab diesem Abend war ich nun fähig zu sehen: Alle diese Kollegen sind Psychoanalytiker, interessieren sich für mich als Person und haben ihr eigenes Leben, das sind keine Nazis. Die ganzen Vorurteile waren ganz plötzlich wie weggeblasen. Am Ende dieses Besuchs habe ich mich darauf gefreut, bald wieder nach Deutschland zu kommen. Und ich entdeckte dann, welches Vergnügen es mir bereitete, zu versuchen, Deutsch zu sprechen, einen Vortrag auf Deutsch zu halten …

Wann haben Sie denn den ersten Vortrag auf Deutsch gehalten?

Das war bei diesem Besuch 1975 an der Universität Frankfurt. – Und dann fing ich an zu lesen, um mein Deutsch wieder zu aktivieren. Ich hatte viele Jahre lang kein Deutsch mehr gesprochen, denn meine Eltern lebten in Chile, ich war in den Staaten mit Paulina, sprach Englisch, Spanisch, aber nicht mehr Deutsch. Dieses Erlebnis in Frankfurt war also das Ende meines Misstrauens gegen alle Deutschen und ich merkte, wie wichtig mir die deutsche Sprache ist, bis heute. Ich lese am liebsten auf Deutsch, besonders wenn es um Gedichte geht. Ich reagiere auf deutsche Gedichte viel intensiver als auf spanische. Spanische und englische Gedichte sind interessant, aber sie berühren mich nicht. Es ist also ganz klar, dass da bei mir eine ganz besondere Beziehung zur deutschen Sprache besteht.

Was ist Ihr Lieblingsschriftsteller oder Ihr Lieblingsdichter?

Kleist, das ist perfekte deutsche Sprache, ich habe immer etwas von Kleist an meinem Bett liegen. Und ich bewundere die deutsche Sprache, wenn ich sie höre. Kurz danach lernte ich Peter Buchheim kennen.

… Psychoanalytiker, damals Leiter der Lindauer Psychotherapiewochen, einer der größten Psychotherapiekongresse des deutschsprachigen Raumes …

Buchheim lud mich nach Lindau ein und wir wurden enge Freunde. Ich war dann jedes Jahr in Lindau, knüpfte da viele Freundschaften. Und dann gab es den Vorschlag, mit dem Internationalen Psychoanalytischen Kongress nach Berlin zu gehen. Ich glaube das war 1979. Die amerikanischen Juden wollten nicht nach Berlin, die haben alle noch entsetzliche Vorurteile gegen Deutschland gehabt. Ich aber fand, dass es wichtig gewesen wäre, nach Berlin zu gehen, und sagte den anderen: »Es gibt eine neue Generation, Sie stecken in der Vergangenheit.« Es gelang dann doch nicht, aber jedenfalls sehen Sie, dass ich mein Problem mit Deutschland, mit dem deutschen Volk, der deutschen Sprache, soweit ich das erkennen kann, vollkommen gelöst habe.

Waren Sie persönlich mal in Auschwitz, waren Sie in Yad Vashem, und darf ich Sie fragen, was Sie da empfunden haben?

Ich war in Buchenwald, Dachau und Yad Vashem. Ich fand alle drei Erfahrungen, wie soll ich das sagen, sehr emotional, überwältigend. Buchenwald war besonders beeindruckend, denn ein guter Freund von mir, Ernst Ticho, war in Buchenwald gefangen. Es sind oft die Kleinigkeiten, die im Gedächtnis bleiben. Da gibt es diesen Hügel, von dem die Insassen Steine wegschleppen mussten, und den Raum, wo ärztliche Untersuchungen durchgeführt wurden und wo gemessen wurde, wie groß man war, damit man genau wusste, auf welcher Höhe man in den Kopf geschossen werden konnte. Ich war 1999 einen ganzen Tag in Buchenwald und habe den damaligen Leiter kennengelernt. Das war am Abend vor einem der größten jüdischen Feiertage, Yom Kippur. Er war Deutscher, aber mit einer israelischen Jüdin verheiratet, die zu dem Zeitpunkt Yom Kippur mit ihrer Familie in Tel Aviv feierte. Er war also auch allein und so fragte er mich: »Wollen wir den Abend zusammen verbringen?« Wir haben dann zusammen abendgegessen und er hat mir erzählt, wie die russischen und deutschen Machthaber nach dem Krieg immer wieder versucht hätten, zu vertuschen, dass das eigentlich ein Konzentrationslager für Juden war und nicht nur für Kommunisten. Er fuhr mich durch die Stadt und zeigte mir Gärten, in denen ehemalige Lampen aus dem Konzentrationslager zu sehen waren, die die Bevölkerung nach dem Krieg aufgekauft hatte, um sie sozusagen als Dekoration zu benutzen.

Und was haben Sie in Yad Vashem erlebt, als Sie zum ersten Mal da waren?

Ich war darauf schon vorbereitet, denn der Holocaust hatte mich schon sehr beschäftigt. Es war für mich eine Bestätigung, es war erschütternd, aber nicht überraschend. Was mich bei meinem ersten Besuch von Israel am meisten beeindruckte, war das Museum des jüdischen Volkes in Tel Aviv. Das hinterließ bei mir einen größeren Eindruck, der bis heute haften geblieben ist.

Was hat Sie da vor allem beeindruckt?

Man sah da in Bildern und plastischen Installationen die Geschichte der jüdischen Zivilisationen in Spanien, in Deutschland, im Nahen Osten, es war die ganze jüdische Geschichte von Anfang bis heute vertreten und das erweckte in mir den starken Eindruck einer über die Jahrhunderte und alle Kontinente sich trotz aller schrecklichen Schicksale ausbreitenden, in sich zusammenhängenden Kultur, die irgendwie tapfer einer chaotischen Welt gegenüberstand, sich behauptete und überlebte. Durch Yad Vashem dagegen bin ich, wenn ich das ganz einfach ausdrücken soll, hindurchgegangen mit dem Gedanken: Nie wieder! Wir müssen absolut sicher sein, dass das nie wieder passiert! Wir müssen eine starke, unbesiegbare Armee haben! Yad Vashem hat in mir ein bisschen den Militaristen geweckt.

Wie erleben Sie das Wiedererstarken des Antisemitismus in Europa, auch in Deutschland?

Ich finde es erschreckend und es berührt mich mehr, was da in Deutschland geschieht als im Rest Europas. Es gibt da natürlich eine perverse Verbindung von gewissen arabischen Einwohnern, der extremen Linken und der extremen Rechten, es sind also unterschiedliche antisemitische Strömungen, die da zusammenkommen.

Was sollen wir dagegen tun?

Ich glaube, dass Deutschland im Allgemeinen richtig handelt. Die Gesellschaft muss klarmachen, dass das nicht akzeptiert wird und dass da die Grenze demokratischer Toleranz überschritten wird. Ich glaube, Ideologien, die demokratische Gesellschaften zerstören wollen, sollten nicht toleriert werden. Man muss auch gesetzlich gegen antisemitische Parteien vorgehen und ich glaube, dass dieselben Gesetze auch islamische Immigranten beschützen müssen, also dass Ausschreitungen gegen Muslime in Deutschland ebenfalls scharf bestraft werden sollten.

9. Abenteuer: Zu viele Espressos in Rom, ein Paukenschlag in Santiago und eine Karriere in den USA

Wir sind ja in Ihrer Lebensgeschichte beim Eintritt in die Universität auf die Entwicklung Ihrer Weltanschauung zu sprechen gekommen und dabei auf ganz grundsätzliche Fragen, am Ende auf den Holocaust und dessen Folgen für Ihr Leben. Kehren wir aber jetzt nochmal an die Universität in Santiago zurück. Sie studierten also Medizin …

Das Studium dauerte normalerweise sieben Jahre, die ersten Jahre waren vorklinisch, dann kam die klinische Zeit und am Ende war man Medizinalpraktikant. Ich war Mitglied einer kleinen Gruppe, zu der auch meine Freundin Yvonne gehörte, das war sozusagen die Elite der besten Studenten und wir wurden Freunde fürs ganze Leben. Als ich am Anfang Gastroenterologie studierte, wollte ich Gastroenterologe werden, dann kam ich in die Neurologie und wollte Neurologe werden, und schließlich kam ich in die Psychiatrie zu Ignacio Matte Blanco …

… der wurde Ihr großer Lehrer …

… ja, das war ein großer Lehrer, und der hat auch den Ausschlag gegeben, dass ich mich entschied, ganz in die Psychiatrie zu gehen und gleichzeitig ins Psychoanalytische Institut.

Man sollte eigentlich denken, dass es bei Ihnen schon früh den Wunsch gegeben haben könnte, Psychiater, Psychoanalytiker zu werden? Manfred

Sakel, der Cousin Ihrer Mutter, war ja ein berühmter Psychiater. Hat das vielleicht schon bei Ihnen als Jugendlicher so einen Impuls ausgelöst, irgendwann auch einmal so etwas zu machen?

Manfred Sakel war etwas Bewundernswertes, aber auch irgendwie Beängstigendes für mich als Kind, denn meine Mutter bekam ja zum Beispiel von ihm Instruktionen, wie sie mit meinem schlechten Verhalten umgehen sollte, er war also letzte Instanz.

… sozusagen das Über-Ich.

Ja. Aber über ihn hatte ich noch keine intellektuelle Verbindung mit diesem Bereich. Das kam wirklich erst in der Jugend. Von meiner Mutter hatte ich so einen kleinen Eindruck, was Psychologie betrifft, aber Psychoanalyse habe ich richtig erst in Chile kennengelernt in meiner frühen Jugend unter dem Einfluss von Hans Aufrichtig. Der war selber von jungianischen Analytikern analysiert worden und durch ihn lernte ich die Psychoanalyse kennen. Er regte mich an, Freud zu lesen, und ich las Freud wie verrückt im Alter von 14 bis 16 Jahren. Jung fand ich intellektuell weniger interessant, Freud hatte so viel mehr klinische Beobachtungen und interessante Bemerkungen.

Wie ging es dann weiter?

Ich wurde 1950 Kandidat des Psychoanalytischen Instituts, legte im Dezember 1953 meine medizinische Abschlussprüfung ab, war dann ab Januar 1954 zur psychiatrischen Facharztausbildung Assistent in der Abteilung von Ignacio Matte Blanco.

Damals haben Sie auch geheiratet …

Ja, nachdem ich meine medizinische Abschlussprüfung gemacht hatte, heiratete ich Ende Januar 1954. Paulina und ich kannten uns damals schon drei Jahre. Sie studierte auch Medizin, war im Studium zwei Jahre hinter mir und hatte erfahren, dass ich Psychoanalyse studierte. Da sagte sie mir eines Tages, sie interessiere sich für Psychoanalyse, ob ich sie denn auf diesem Gebiet ein wenig unterrichten könne.

Vielleicht interessierte sie sich da aber auch schon für Sie …

Ja, ich habe mich dann mir ihr jeden Sonntagvormittag in der Avenida Pedro de Valdivia getroffen und wir gingen zwei Stunden lang da auf und ab, in denen ich sie in Psychoanalyse unterrichtete. Das ging mehrere Monate so. Dann erst begann ich mich für sie zu interessieren. Eines Tages fragte ich sie, ob sie Sonntagnachmittag Zeit hätte, und sie sagte ja. So begann unsere Freundschaft. Ein Jahr darauf bin ich dann auf diese dreimonatige Europareise gefahren, von der ich schon erzählt habe. Wir waren also drei Monate getrennt und obwohl ich ihr schrieb, hörte ich zuerst nichts von ihr und dachte, sie schreibt mir nicht, vielleicht ist alles aus. Ich war damals bereits über beide Ohren verliebt und sehr enttäuscht, dass sie mir nicht antwortete. Sie hatte aber immer alle Briefe an die chilenische Botschaft in Rom geschickt, und als ich dann in Rom ankam, bekam ich gleich am ersten Tag auf einen Schlag alle die zwanzig Briefe, die sie mir bis dahin geschickt hatte. Und da setzte ich mich nun an einen kleinen Tisch in einem Café in Rom und las all die Briefe. Ich erzähle Ihnen das, denn ich hatte da ein merkwürdiges Erlebnis. Ich verlangte einen Espresso, hatte aber in meinem ganzen Leben noch nie Espresso getrunken. Da das so ganz kleine Tässchen waren statt richtiger Kaffeetassen, bestellte ich immer weiter Espressos und hatte schließlich so ungefähr 13 Espressos getrunken. Daraufhin fühlte ich mich voller Energie und bin dann die ganze Nacht durch Rom gewandert. Also das ging um fünf oder sechs Uhr nachmittags los und ich war dann buchstäblich hypomanisch …

Schlafentzug, klar …

… mit dreizehn Espressos. Erst so gegen sechs Uhr früh ist mir aufgefallen, dass es jetzt Tag wird und ich zurück ins Hotel muss. Ich habe dann den ganzen Tag geschlafen. Ganz Rom bei Nacht, das war ein unglaubliches Erlebnis.

Bei Professor Matte Blanco in Santiago haben Sie dann ihre Facharztzeit verbracht.

Ja, aber da muss ich Ihnen noch etwas erzählen. Ignacio Matte Blanco wurde für ein Jahr als Professor nach Venezuela eingeladen. Er war weg, und ein anderer Professor ersetzte ihn für ein Jahr. Der benützte dieses Jahr, um eine ganze Reihe von Lehrstühlen an sich zu reißen, die bis dahin untergeordnete Mitglieder der psychiatrischen Abteilung innehatten. So kam er auch auf mich zu mit den Worten: »Herr Kernberg, Sie sind jetzt Professor des psychologischen Instituts der katholischen Universität. Stimmt das?« – »Ja« – »Und Sie sind Professor der Internationalen Schule für Sozialarbeiter?« – »Ja, das stimmt.« Darauf er: »Ich glaube, Sie haben hier jetzt genug zu tun, sodass Sie das abgeben sollten. Ich werde das übernehmen.« Ich war empört: »Ich denke nicht daran. Diese Professuren wurden mir persönlich verliehen, ich sehe nicht ein, warum ich die Ihnen abgeben soll?« Und dann kam seine Reaktion: »Schauen Sie, Herr Kernberg, besonders Sie sollten verstehen, dass Sie nicht unangenehm auffallen sollten. In Ihrer Situation würde ich besonders vorsichtig sein, nicht Vorurteile gegen Sie und Ihre Herkunft zu erwecken.« Das war die erste antisemitische Äußerung, die ich in Chile gehört habe. Das hat mich paralysiert. Ich habe den Raum verlassen, bin nach Hause gegangen und habe Paulina sofort gesagt, das war 1959: »Ich kann hier nicht mehr bleiben! Wir müssen weg! Ich brauche ein Stipendium!« Ich bin dann stundenlang mit Paulina nachts herumgewandert. Ich war entsetzt – und sie war vollkommen meiner Meinung: »Ja, du musst raus aus dieser Situation!« Ich bin am nächsten Tag ins amerikanische Konsulat gegangen und habe dort dem Beamten gesagt: »Ich interessiere mich für ein Stipendium.« Ich hatte bereits damals einige Arbeiten publiziert und verfügte über einen ganz ansehnlichen Lebenslauf. Der Beamte fragte: »Was für eine Eile, warum gerade jetzt?« Ich antwortete: »Ich interessiere mich für Psychotherapieforschung.« Aber der Mann war Psychologe und entgegnete: »Wenn Sie hier irgendein Problem haben, dann erzählen Sie es mir besser gleich, denn wir werden ja ohnehin Erkundigungen über Sie einholen.« Und da habe ich ihm die ganze Sache erzählt. Es war ein schwerer Moment und ich bin da wirklich zusammengebrochen. Er sagte mir: »Ich danke Ihnen für das Vertrauen. Wir werden natürlich ein Stipendium finden, Sie hören von mir.« Eine Woche später bekam ich das Rockefeller-Stipendium und bin in die Vereinigten Staaten geflogen.

Haben Sie mit jenem Mann noch mal gesprochen?

Als ich zurückkam war Matte Blanco wieder da, die Welt hatte sich also normalisiert. Sofort am ersten Tag bin ich zu diesem Mann in sein Zimmer gegangen und habe ihm gesagt: »Hören Sie zu, Sie Arschloch, ich könnte Sie jetzt in Stücke hauen« – er war ein alter Mann, sechzig Jahre, und ich war zweiunddreißig –, »Ich wollte Ihnen nur sagen, wenn Sie sich je trauen sollten, irgendetwas gegen mich zu unternehmen, was meine Arbeit hier stören könnte, dann werde ich alles tun, um Ihr Leben zu zerstören. Danken Sie Gott, dass ich Ihnen jetzt nicht irgendetwas, was hier auf Ihrem Tisch steht, auf den Kopf haue.« Ich sagte ihm also alles, was mir auf dem Herzen lag. Und jetzt war er es, der blass wurde und sitzen blieb, und ich fühlte mich viel besser. Von da an sah er ängstlich aus, wenn er mir begegnete. Wann immer ich ihn sah, sah ich ihn an, er wurde dann ängstlich und ich hatte ein Gefühl von Sicherheit. Ich entschloss mich, mit niemandem darüber zu sprechen, aber wenn Probleme auftreten würden, Matte Blanco ins Vertrauen zu ziehen. Im Grunde verdanke ich diesem Mann also mein Stipendium.

Entschuldigt hat er sich nie?

Er hat sich nicht entschuldigt, wurde später Alkoholiker und verschwand dann langsam.

Haben Sie sonst in Ihrem Leben so einen direkten antisemitischen Angriff erlebt?

Nein, das war eine einmalige Erfahrung, aber das blieb sitzen.

Schrecklich!

Das blieb sitzen. So ging ich also 1959 mit dem Rockefeller-Stipendium an die Johns Hopkins Universität in Baltimore, um ein Jahr lang bei Jerome Frank Psychotherapieforschung zu betreiben. Ich nutzte das Jahr in den Vereinigten Staaten, um dort alle Universitäten, in denen Psychotherapieforschung lief, zu besuchen und so viel zu lernen, wie ich konnte. Ignacio Matte Blanco hatte mir dafür ein klares Programm ausgearbeitet. Dann kam ich zurück nach Chile, denn man war als Rockefeller-Stipendiat verpflichtet, anschließend an das Jahr andere jetzt das zu lehren, was man in dem Jahr zuvor gelernt hatte. Dabei bekam ich wieder meine dummen Probleme mit Autoritäten.

Was meinen Sie damit?

Als ich aus den Vereinigten Staaten zurückkam, hatte ich einen Bericht über alle meine Erlebnisse geschrieben und auch meine Ratschläge formuliert, wie man die psychiatrische Ausbildung in Chile verbessern könnte. Ich gab Kopien davon an Ignacio Matte Blanco, aber auch an den Dekan der Medizinischen Fakultät. Als Matte Blanco erfuhr, dass ich das auch dem Dekan gesandt hatte, bevor ich das mit ihm diskutiert hatte, war er mit gutem Recht wütend, denn er empfand das als eine Unterminierung seiner Autorität und ich habe mich daraufhin sehr entschuldigt. Mir tat das entsetzlich leid, denn ich liebte und bewunderte ihn, und wir wurden im Laufe der Jahre Freunde. Er wurde dann Professor in Italien, gründete eine psychiatrische Schule mit Anhängern in Italien, Deutschland, England und den Vereinigten Staaten. Er war übrigens der Erste, der mir sagte: »Sie werden Präsident der Internationalen Psychoanalytischen Vereinigung.« Er sagte mir das wirklich Jahre bevor ich das wurde.

Dann zog es Sie aber doch wieder in die Vereinigten Staaten …

Ja, während dieses Jahres von Juli 1959 bis Juli 1960 in den Staaten hatte ich eine Woche lang die Menninger Foundation in Topeka in

Kansas besucht, wo es sehr gute Psychotherapieforschung gab, und mir dort alles intensiv angesehen, was die Forschung betraf. Am Ende dieser Woche fragte mich der Forschungsleiter Robert Wallerstein, ob ich zurückkommen würde, sie würden mich gerne weiter dort beschäftigen. Ich sagte ihm, im Prinzip könnten wir darüber sprechen, aber im Moment könne ich mich da noch nicht entscheiden, und so wurde das offen gelassen. Im Frühjahr 1960 fragte mich dann Jerome Frank, ob ich denn gerne weiter an der Johns Hopkins Universität bei ihm arbeiten würde, und ich sagte, ich hätte auch schon eine Offerte von der Menninger Foundation, ich müsste mir erst überlegen, welches von diesen zwei Angeboten ich annehmen würde. Als ich das auch Wallerstein sagte, besuchte er mich persönlich, um das mit mir zu besprechen. Ich fühlte mich sehr geehrt und wir hatten ein wunderbares Abendessen. Übrigens lebten wir damals sehr bescheiden, ich bekam sehr wenig Geld, und da war nun plötzlich dieses luxuriöse Abendessen, das erste große Steak, das ich aß. Wallerstein versicherte mir also, dass sie mich wirklich in Topeka haben wollten, allerdings müsste ich mich für mindestens drei Jahre verpflichten. Und so ging ich zur Menninger Foundation nach Topeka/Kansas. wo ich zwölf Jahre lang von 1961 bis 1973 blieb. Von da aus ging ich dann an die Columbia Universität in New York und wurde dort zuerst Leiter der Persönlichkeitsstörungs-Abteilung bis 1976. Anschließend war ich dann 19 Jahre lang Leiter des Spitals der Cornell Universität in White Plains, 30 Meilen nördlich von New York, wo ich jetzt noch das von mir gegründete Institut für die Erforschung von Persönlichkeitsstörungen leite und immer mit dem Auto hinfahre. Ich fahre nämlich gerne Auto. Die andere halbe Woche bin ich in Manhattan, wo ich Patienten sehe und Psychiater ausbilde.

Wie sieht Ihre Arbeitswoche jetzt aus?

Ich arbeite von acht bis acht, Montag bis Freitag, Samstag und Sonntag arbeite ich nicht.

Eine 60-Stunden-Woche?

Ja, aber das ist sehr interessant, ich sehe Patienten, dann unterrichte ich, und dann mache ich Forschung. Meine Tätigkeiten wechseln im Laufe des Tages. Ich könnte nicht acht Stunden hintereinander mit Patienten arbeiten, aber diese Mischung ist es, die interessant ist. Es klingt so, als ob ich arbeiten würde wie ein Pferd, aber es macht mir Vergnügen. Ich bin entsetzlich neugierig, zu erfahren, was in Menschen vorgeht. Und man lernt ja immer etwas Neues. Es gibt immer wieder vollkommen unerwartete Ergebnisse, und die Erlebnisse mit manchen Patienten berühren einen mehr, wenn sie einen zum Beispiel dazu bringen, über das eigene Eheleben nachzudenken. Besonders passiert mir das bei narzisstischen Patienten, die diese entsetzlichen Schwierigkeiten haben, zu lieben. Der Patient erzählt mir zum Beispiel, wie er nach Hause kommt und sich von Anfang an ohne Grund über seine Frau ärgert. Am liebsten wäre ihm, sie würde ihm seine Lieblingsspeisen vorbereiten, er hätte seine Zeitung und seine Frau und seine Kinder würden einfach verschwinden. Was dahintersteckt, ist aber diese entsetzliche Leere seiner menschlichen Beziehungen und die Einsamkeit, die das hervorbringt. Er fühlt sich von Menschen nur beansprucht, ohne dass er irgendetwas für sie übrig hat. Dann denkt man auch darüber nach, wie man es selber anders machen möchte. Außerdem macht es mir Spaß, zu supervidieren und aus einem kleinen Ausschnitt des Lebens der Patienten diagnostische und therapeutische Einsichten zur Psychodynamik zu formulieren. Ich bin dabei sehr vorsichtig, damit ich mich nicht von meinen eigenen Fantasien mitreißen lasse. Ich stehe den mystifizierenden guruartigen Einstellungen mancher Analytiker kritisch gegenüber, die sofort zu wissen behaupten, was da jetzt vorgeht, und versuche immer erst einmal so viele Informationen wie möglich über den Patienten zu bekommen, bevor ich mich meinen eigenen Gefühlen überlasse. Auch im Unterricht weise ich immer darauf hin, dass wir zwischen genauer, scharfer, trockener Analyse und reinem Fühlen hin und her pendeln müssen. Beides zu Wort kommen zu lassen, das fällt vielen schwer, die dann entweder zwanghaft klar sind oder vollkommen in ihren Gefühlen verschwimmen. Das wird dann auch schnell ideologisch. Die Zwanghaften sind für reine Wissenschaft und alles Subjektive ist ihnen verdächtig, und die anderen sind für tiefes Verstehen und alles Wissenschaftliche ist ihnen suspekt. Es macht mir Spaß, weder in die eine noch in die andere Falle zu tappen.

Sie sind jetzt 91, wie schaffen Sie das eigentlich alles, brauchen Sie nicht so viel Schlaf?

Das ist Genetik. Ich brauche einmal in der Woche acht Stunden Schlaf. Da fülle ich sozusagen den Tank auf und dann schlafe ich im Allgemeinen durchschnittlich sechs Stunden. Sieben sind schon Luxus. Aber wenn Sie zu mir jetzt sagen würden: »Schlafen Sie!«, dann kann ich sofort einschlafen. Ich kann das sehr gut kontrollieren.

Was ist für Sie eigentlich Heimat? Sie kommen aus Wien, Sie waren in Chile, sprechen natürlich Spanisch, Sie sind jetzt über die Hälfte Ihres Lebens in New York. Sind Sie vielleicht einfach nur Kosmopolit? Die meiste emotionale Bewegung habe ich bei Ihnen bemerkt, wenn Sie über Wien sprechen.

Am wichtigsten ist für mich tatsächlich Wien, die deutsche Kultur, aber das ist nicht mehr Heimat, auch zu Chile habe ich intensive positive Beziehungen, auch zur chilenischen Kultur. Heimat ist eigentlich jetzt hier, wo wir sitzen.

Wie finden Sie New York? Was haben Sie für ein Verhältnis zu New York?

Eine sehr offene Stadt, in der alles möglich ist, für das man Zeit hat. Ich habe natürlich keine Zeit, aber es ist ein Vergnügen zu wissen, dass, wenn man Zeit hätte, alles da wäre, um es zu sehen und zu genießen. Ich habe im Laufe der Jahre festgestellt, dass ich sehr abhängig bin.

Wovon?

Ich war zum Beispiel sehr abhängig von Paulina, und jetzt fühle ich diese Intimität mit Kay. Ich würde mich trauen zu sagen – ich weiß nicht, was das bedeutet, aber sage Ihnen wirklich ehrlich mein Gefühl –, ich könnte mit Kay leben, wo immer sie glücklich wäre. Sie liebt Maine, ich liebe auch Maine und wir werden nach Maine ziehen. Aber sie liebt auch Irland, wir sind immer mal wieder in Irland, aber wenn sie sagen würde: »Eigentlich wäre mir lieber, wir übersiedelten ganz nach Irland« – ich würde glücklich mit ihr nach Irland ziehen, oder wenn sie hier bleiben wollte, würde ich hierbleiben.

Heimat ist für Sie also eher die Beziehung zu einem Menschen als zu einem Ort.

Ja, das habe ich im Laufe der Jahre entdeckt. Ich habe es ganz einfach entdeckt, ich gestehe Ihnen, ich habe darüber nicht nachgedacht.

Vielleicht ist das eine gute Lösung für ein Leben, in dem man von der Heimat so sehr enttäuscht wurde, dass da zwischenzeitlich gar keine menschliche Beziehung mehr bestand, sodass man sogar die Fantasie entwickelte, Heimat sei eine Stadt ohne Menschen.

Mein Vater hatte einen Spruch, den ich immer kritisiert habe, aber jetzt sehe ich, dass ich ungewollt irgendwie in dasselbe Fahrwasser geraten bin. Damals schämte ich mich fast für diesen Spruch, weil er zeigte, dass mein Vater so heimatlos war. Er lautete: »Ubi bene ibi patria«, »Wo wir uns gut fühlen, da ist Heimat«. Das klingt mir noch jetzt in den Ohren, und ich weiß noch, wie wütend ich war, denn unsere Heimat war doch Wien und Österreich: »Wie kannst Du nur …!« Er meinte mit diesem Spruch vor allem sein Leben in Chile, denn er hatte sich am Ende damit abgefunden. Er besaß also diese Fähigkeit, sein Schicksal anzunehmen, was ich dann irgendwann bei ihm auch bewundert habe.

Für Ihren Vater war das wahrscheinlich die einzige Rettung, weil er ja, wie Sie eindrucksvoll beschrieben haben, ursprünglich geradezu verliebt war in Wien.

Es war für ihn die größte Enttäuschung seines Lebens, dass er, um seelisch überleben zu können, am Ende sagen musste: »Ubi bene ibi patria«. Ich verstand das damals nicht, denn ich fühlte mich immer noch mit Wien verbunden. Selbst in der Emigration hatte ich immer noch die Hoffnung: Die Nazis, die Deutschen, haben zwar Österreich besetzt, aber natürlich ist das in ein paar Jahren alles vorbei und ich fahre zurück nach Wien. Erst als nach dem Krieg das ganze Ausmaß des Holocaust bekannt wurde, war mir klar, ich würde nie wieder in Wien wohnen wollen.

Dennoch zieht es Sie immer wieder hin. Sie haben mir erzählt, dass Sie dann immer wieder an Ihre Lieblingsorte gehen, in den Volksgarten zum Beispiel, warum?

Als ich noch klein war, ist meine Mutter mit mir immer in den Volksgarten gegangen. Ich habe da dann in einer Sandgrube gespielt und es bereitet mir heute noch immer Vergnügen, mir diese Sandgrube wieder anzusehen. Denn sie ist genauso geblieben, wie sie damals war. Da hat sich im Laufe der vielen Jahre überhaupt nichts geändert. Es gibt gewisse Orte, wo ich immer hingehe. Ich gehe immer zu unserer Wohnung im Siebten Bezirk, laufe durch die umliegenden Straßen und ich gehe selbstverständlich immer kreuz und quer durch die ganze schöne innere Stadt.

Alfred Hrdlicka hat ja auf dem Albertinaplatz in Wien dieses Denkmal geschaffen mit den Juden, die die Straße putzen müssen, und ich wusste ja gar nicht, dass Ihre Mutter genau das erlebt hat. Spricht dieses Mahnmal Sie an?

Das spricht mich sehr an. Dieses Denkmal ist wichtig. Als es aufgestellt wurde, haben Nazis es zuerst immer wieder beschmutzt, aber jetzt wird es respektiert.

Zurück zu Ihrer Lebensgeschichte: Sie waren von 1997 bis 2001 Präsident der Internationalen Psychoanalytischen Vereinigung und haben versucht, autoritäre Strukturen zu lockern und mehr klinische Forschung anzuregen. Waren Sie dabei erfolgreich?

Zum Teil. Ich habe dafür sorgen können, dass die Forschungsabteilung verstärkt, vergrößert und finanziell besser unterstützt wurde, sodass die Forschungsförderung eine der wesentlichen Aufgaben dieser Organisation wurde. Mit meinem Versuch, Autoritarismus abzubauen, war ich nur sehr beschränkt erfolgreich. Denn da wurde ich bitter bekämpft, und das geht bis heute. Ich habe dazu beigetragen, dass man jetzt jedenfalls die Frage stellen kann: Soll man das System der Lehranalyse beibehalten oder das ganze Ausbildungssystem ändern? Heutzutage ist das eine Frage, die man stellen kann, die diskutiert wird, und ich war auf dem Kongress in London im letzten Sommer und leitete dort eine Diskussionsgruppe, in der ich wieder ganz klar meine Auffassung vertreten konnte, dass wir die Lehranalyse abschaffen müssen. Ich konnte während meiner Präsidentschaft auch zu kleinen Lösungen beitragen, zum Beispiel, dass in Deutschland die Deutsche Psychoanalytische Vereinigung (DPV) akzeptierte, dass die Deutsche Psychoanalytische Gesellschaft (DPG) …

… die sich beide immer bis aufs Messer bekämpften …

… in die Internationale Psychoanalytische Vereinigung aufgenommen wurde. Ich kann mich noch gut an eine Sitzung erinnern, wo es zunächst gar nicht gut aussah, bis der Psychoanalytiker Hermann Beland aufstand und sagte: »Der ältere Bruder sagt seinem Vater: Warum schlachtest du ein Schaf, weil mein jüngerer Bruder zurückkommt? Ich war dir alle diese Jahre treu, während er untreu war und wegging. Und für ihn schlachtest du das Schaf?«

… die Geschichte vom verlorenen Sohn aus dem Neuen Testament …

… genau. Er war übrigens, bevor er Analytiker wurde, evangelischer Pastor. Ich hatte ihn vorher noch nie gesehen. Er sagte das, setzte sich und es trat eine allgemeine Stille ein, die ganze Atmosphäre war plötzlich verändert. Der Aufnahmeantrag wurde angenommen. Anschließend ging ich auf ihn zu und sagte: »Herr Beland, ich danke Ihnen. Sie haben mir unglaublich geholfen. Ich hätte mir nicht vorstellen können, dass jemand so eine Gruppe überzeugen kann.« Noch jetzt berührt mich das.

Was würden Sie machen, wenn Sie nochmal Präsident der Internationalen Psychoanalytischen Vereinigung wären und jetzt die Macht hätten, alles, was Sie wollen, durchzusetzen?

Ich würde versuchen, die Lehranalyse abzuschaffen, natürlich ohne das diktatorisch zu machen. So etwas muss ein politischer Prozess sein, aber die Bemühung wäre jedenfalls, die Lehranalyse abzuschaffen, den Unterricht zu modernisieren in Methodik und Inhalt, statt immer wieder dieselben Arbeiten von vor fünfzig Jahren zu zitieren, als ob das die Bibel wäre. Jede psychoanalytische Gesellschaft müsste verpflichtend über eine Forschungsabteilung verfügen. Alles müsste ganz transparent zugehen. Diese ganze Mystifizierung, wie man Analytiker wird, müsste über Bord geworfen werden. Es müssten überall nicht nur eine, sondern mehrere verschiedene psychoanalytische Behandlungsmöglichkeiten unterrichtet werden. Auch mit Verhaltenstherapeuten müsste man zusammenarbeiten in der Überzeugung, dass Psychoanalyse nicht die einzige Lösung aller Probleme ist. Vor allem müsste man den Kontakt mit den lokalen Universitäten suchen, mit Psychologischen und Psychiatrischen Instituten und Abteilungen, um Teil der akademischen Kultur zu werden.

Sie haben am Anfang Ihrer psychiatrischen Ausbildung bei der Insulinkoma-Behandlung eines psychotischen Patienten eine erschütternde Erfahrung gemacht …

Das war tatsächlich im ersten Jahr in der psychiatrischen Ausbildung, als ich in der Insulinabteilung tätig war. Das war damals eine Methode zur Behandlung der Schizophrenie und es gab da ungefähr zwölf Betten. Alle Patienten bekamen Insulin und wurden damit ins Koma versetzt. Das sollte bis zu einem gewissen Grad drei gehen und dann sollte man die Patienten 15 Minuten lang in diesem Stadium belassen. Dann erhielten die Patienten Glukose und kamen dadurch wieder zu Bewusstsein. Der Cousin meiner Mutter, Manfred Sakel, hatte das, wie ich schon sagte, international als Behandlungsmethode mit für damalige Verhältnisse guten therapeutischen Effekten durchgesetzt. Nun hatten wir nur zwei dieser Glukoseapparate und ich musste entscheiden, wer die Glucose jetzt zuerst bekommt. Es war meine erste Woche in dieser Abteilung. Ich war zu diesem Zeitpunkt schon ein guter Neurologe. Mein Neurologieprofessor Hernan Brinck wiederholte übrigens immer wieder gerne den schönen Satz: Unser Lernen kommt von unseren Fehlern, unser Prestige kommt von den Fehlern unserer Kollegen. Jedenfalls sehe ich einen Patienten, der sich meinem Eindruck nach schon fünfzehn Minuten auf Grad drei befindet, und ordne an, den mit Glucose wieder aus dem Koma herauszuholen. Doch da sagt mir der leitende Krankenpfleger: »Hören Sie zu, Sie müssen diesen anderen zuerst herausnehmen, der ist dringender!« Ich erwidere: »Nein, dieser hier ist dringender!« Und da sieht er mich von oben bis unten an und sagt spitz: »Das ist Ihre erste Woche hier, Herr Doktor. Ich arbeite hier schon seit Jahren und habe eine gewisse Erfahrung.« Da dachte ich mir: Gut, wenn er da so sicher ist, dann machen wir es so, wie er es will. Sein Patient wurde also aus dem Koma herausgeholt, aber den, den ich eigentlich zuerst herausholen wollte, konnte man am Ende nicht mehr retten, er starb.

Und was war die Konsequenz daraus?

Zunächst einmal wurde die Station geschlossen, es gab eine große Untersuchung. Am Ende wurde ich für unschuldig erklärt und der Krankenpfleger wurde rausgeschmissen.

Und was war für Sie die Konsequenz für Ihre Zukunft?

Für mich war die Konsequenz, nie wieder auf jemanden zu hören, nur weil er Autorität hat, und wenn ich besseres Wissen habe, mich keiner

Autorität zu unterwerfen. Das reaktiviert dann immer meine rebellische Einstellung, von der schon die Rede war.

Von welchen Patienten haben Sie am meisten gelernt?

Von Patienten mit schweren Persönlichkeitsstörungen. Ich war gerade graduierter Analytiker und fertiger Psychiater, kam von weit her aus Südamerika und arbeitete ganz frisch in der berühmten Menninger Foundation in Topeka. Ich hatte ein winziges Büro mit einem Fenster, das auf einen Gang ging, von dem aus man in mein Zimmer kam. Dort behandelte ich eine Borderline-Patientin, die werde ich nie vergessen. Während einer Stunde schrie sie mich an, beleidigte mich und war wütend: Ich hätte alles falsch gemacht und sie würde falsch behandelt, ich hätte die Schuld, denn ich sei schließlich der Psychotherapeut. Ich hätte denen im Spital gesagt, wie sie behandelt werden sollte, und das sei unmenschlich gewesen. Sie war wütend und rasend. Ich wusste nicht, was ich ihr sagen konnte, und die Stunde war ohnehin schon zu Ende. Sie ging raus und ich bin vollkommen matt sitzen geblieben. In dem Moment sehe ich sie am Fenster vorbeigehen und sie sieht vollkommen beruhigt aus, begrüßt völlig entspannt ihre Freundin, also unmittelbar nachdem sie eben meinen Raum wütend verlassen hatte. Ich war vollkommen perplex, denn es war ja nicht so, dass sie nur so getan hätte, als ob sie wütend wäre, sie war wirklich wütend gewesen. Aber sie sah jetzt auch nicht so aus, als ob sie nur so tun würde, als ob sie relaxed wäre, sie war wirklich relaxed. Sie hätte auch gar keinen Grund gehabt, sich zu verstellen. Aber sie war ohne jeden Übergang von einem extremen Gefühl in ein anderes extremes Gefühl geraten. Ich sah, dass sie die Fähigkeit hatte, entgegengesetzte Gefühle von einem Moment zum anderen zu aktivieren, ohne das als Problem zu verspüren. Das war für mich tief beeindruckend. Ich erlebte auf diese Weise ganz intensiv selber, was ich bis dahin eigentlich eher in der Theorie annahm. Und was ich bei dieser Patientin erlebte, konnte ich dann auch bei anderen Patienten besser sehen.

Was war Ihr spannendster Patient?

Ich habe viele spannende Patienten behandelt, aber ich nenne Ihnen ein Beispiel. Ich hatte eine Patientin, die fügte sich immer wieder lauter kleine Schnitte zu und war dann sehr daran interessiert, Blutstropfen zu sehen, die da hervorquollen, wenn sie sich schnitt. Sie sprach immer sehr vage über das Sichschneiden und über die Gefahren der Sexualität, aber alles eben sehr vage, so vage, dass meine Gedanken immer wieder abschweiften und ich ihr nicht zuhören konnte. Und ich verstand überhaupt nichts. Ich sagte mir, ich muss der genauer zuhören, aber in jeder Stunde passierte mir immer wieder dasselbe. Und plötzlich kam mir in einer Stunde die starke Erinnerung an einen Film, den ich sechs Monate zuvor gesehen hatte, einen berühmten alten italienischen Film über einen Mann, der Frauen ermordete, der sie erst verführte und ihnen dann, während er Sex mit ihnen hatte, die Kehle durchschnitt. Und genau diese Szene kommt mir plötzlich vor Augen: Sie sitzt auf dem Mann, sie haben Sex, sie hat einen beginnenden Orgasmus, er zieht ein Messer hervor, schneidet ihr die Kehle durch und Blut strömt über ihre Brüste. Ich erwache plötzlich aus diesem Tagtraum und frage mich: Was ist eigentlich mit mir los? Ich habe das gar nicht mit der Patientin in Beziehung gebracht, war einfach nur überrascht. Vorher hatte ich nie an diesen Film gedacht und ich vergaß das dann wieder. Ein paar Wochen später, nachdem ich bei ihr irgendwelche sexuelle Fantasien über gefährliches und vielleicht sogar tödliches sexuelles Verhalten gedeutet hatte, von denen ich aber nicht wirklich verstand, was sie bedeuteten, sagte mir die Patientin plötzlich: »Also ich werde Ihnen jetzt gestehen« – und sie sprach ganz klar –, »ich möchte, dass Sie mich erschießen. Wenn Sie mich töten, werden Sie ein Mörder sein. Aber Sie werden mich nie vergessen. Ich bleibe bei Ihnen während Ihres ganzen Lebens. Und dieses Gefühl, dass ich mit Ihnen während Ihres ganzen Lebens zusammenbleiben werde, ist ein gutes Gefühl.« In dem Moment erkannte ich, dass mein Tagtraum dem natürlich entsprach, und ich verstand besser, dass dann, wenn man sich in einer Therapie so vollkommen verloren fühlt, sich aber gehen lässt, man eine Intuition bildlich erfassen kann, die dann weiterhilft.

Wie gehen Sie mit aggressiven Patienten um?

Im Allgemeinen toleriere ich schwer aggressive Patienten ziemlich gut, also wenn ich schon vor jemandem Angst habe, dann haben im Allgemeinen die anderen Kollegen auch Angst. Ich behandelte einen Patienten, der hauptsächlich Raub beging, aber dann in einem Wutanfall auch eine Hure erschlagen hatte. Er war aber im Allgemeinen nicht darauf aus, Menschen zu töten, sondern einzubrechen, zu rauben und nur sozusagen im Notfall zu töten. Er war kein gewohnheitsmäßiger Mörder. Ich konnte da wenigstens einigermaßen nachvollziehen, was ihn bewegte, dass der Zweck des Lebens eben ist, zu bekommen, was man will. Er war ein bisschen so wie ein Raubtier. Die Behandlung war nicht erfolgreich, aber ich hatte keine Angst vor ihm. Ich sagte zu ihm: »Damit Sie das nur wissen: Wenn Ihnen hier im Zimmer irgendetwas gefällt, was Sie sich mitnehmen wollen, dann ist die Behandlung zu Ende. Und ich schaue nach jeder Stunde genau nach, ob mir etwas fehlt.« Und er antwortete: »Es ist alles in Ordnung, ich brauche nichts von Ihrem Dreck.« Das war eine Basis.

Was war Ihr größter therapeutischer Erfolg?

Ein schwer narzisstischer Patient, der mit seiner entsetzlichen Unfähigkeit zu lieben seine erste Ehe zerstört hatte. Dass der am Ende fähig wurde, in einer neuen guten liebevollen Ehebeziehung sein Leben weiterzuentwickeln und bis zu seinem Tod ein gutes Leben zu führen, das war wirklich ein schöner Erfolg. Ein gutes Leben in dieser Beziehung bis zu seinem Tod zu führen. Ich habe zufälligerweise zehn Jahre nach Beendigung der Behandlung von seinem Tod, aber auch von dem guten Verlauf erfahren.

Was war der Misserfolg, der Sie am meisten berührt hat?

Es gab sicher viele Misserfolge, aber am meisten berührt hat mich da ein Arzt mit einer schweren narzisstischen Störung, einer Unfähigkeit, effektiv zu arbeiten, mit sexueller Promiskuität, dabei hochintelligent, der aber die Behandlung nicht ertragen konnte, denn er litt unter einem so riesigen Neid, dass er deswegen fast lebensunfähig war. Er beendete die Behandlung nach Jahren schwerer Arbeit von einem Tag auf den andern, weil ich ihn zum ersten Mal in meinem neuen Büro empfing, da ich gerade Spitaldirektor geworden war. Er war zum ersten Mal damit konfrontiert, dass ich nicht nur sein Analytiker war, sondern Spitaldirektor. Das konnte er nicht ertragen. Er sagte sofort: »Ich beende meine Behandlung«, er ließ nicht mal mehr mit sich darüber diskutieren.

Wie viele Bücher haben Sie geschrieben?

Als alleiniger Autor vielleicht fünfzehn, mit anderen Kollegen zusammen vielleicht noch einmal zehn. Ich weiß das nicht genau, denn wenn ich einmal geschrieben habe, dann bin ich damit fertig. Dann will ich wieder etwas anderes machen. Ich komme nicht gerne auf alte Sachen zurück, denn ich habe Angst, dass mich das beschränkt und ich nicht mehr offen bin für Neues.

Sind Ihnen Ihre alten Arbeiten wirklich nicht mehr wichtig?

Ich will schon, dass das, was ich beitrage, bleibt. Ich habe den Eindruck, dass ich zu einem wissenschaftlichen Gebäude beitrage, dass das bleibt, und das ist mir wichtig. Dass das mit meinem Namen verbunden ist, nicht.

Sie deuteten ja schon an, dass Sie zu Anna Freud, der Tochter Sigmund Freuds, ein etwas gespanntes Verhältnis hatten …

Es ist nicht so, dass sie für mich eine persönliche Feindin war. Die Anna Freud konnte mich aus ideologischen Gründen nicht ausstehen, weil sie in mir einen Kleinianer sah, einen Anhänger von Melanie Klein. Sie kannte mich kaum und war sogar sehr freundlich zu mir, bevor sie wusste, dass ich Kleinianer war. Als ihr dann jemand während eines Abendessens in Topeka sagte: »Der Kernberg, der kommt aus Chile.« Da war für sie sofort klar, das sind da alles Kleinianer …

Das hört sich ein bisschen kleingeistig an.

Ja, aber so war sie leider.

Wie ist Ihre politische Einstellung?

Ich bin ein begeisterter Zionist, intensiv mit Israel identifiziert. Zum Entsetzen der meisten meiner Freunde, die gutmütige und freundliche linksstehende Zionisten sind, bin ich für militärische Stärke, dafür, bereit zu sein, für die Unabhängigkeit, die Rechte, das Überleben des Staates zu kämpfen. Meine allgemeine politische Einstellung ist, was ich einen europäischen Liberalen nennen würde, liberal nicht wie hier in den Vereinigten Staaten, hier ist liberal immer links. Ich bin also ein begeisterter Anhänger von Merkel und Macron, ich bin für die politische Mitte und misstraue der extremen Rechten und der extremen Linken.

Wer ist aus Ihrer Sicht weltweit derzeit der verrückteste Politiker?

Der bösartigste und gefährlichste ist für mich Putin. Aber der verrückteste ist Trump, der hat da in seiner Großartigkeit, Unfähigkeit und Unehrlichkeit keinen Rivalen. Er ist eine Gefahr für die Demokratie. Das Traurige ist, dass er eben diese Millionen von Menschen hinter sich hat. Wenn ich Zeit hätte, würde ich gern Forschung zu seinen Anhängern machen, ich finde die Frage psychologisch interessant, wie man Anhänger von solchen Leuten wird. Und wie kann es passieren, dass man dabei bleibt, das ist auch ein wissenschaftlich interessantes Problem. Natürlich ist das am Ende verbunden mit der Frage: Wie kann man die Beziehung zwischen so einem verrückten Führer und einer regressiven Gruppe auflösen?

Sie haben noch einen alten österreichischen Pass …

…, den ich benützen könnte, um meine Staatsbürgerschaft wiederzuerlangen, und ich bin dabei, aber nicht so intensiv, wie ich könnte. Was in Österreich politisch vorgeht, interessiert mich nach wie vor immer. Ich schätze Sebastian Kurz, den ich auch mal persönlich kennenlernen konnte.

Als er Ihnen 2018 das Goldene Ehrenzeichen der Republik Österreich verlieh?

Ja, da gab es eine kleine Zeremonie, bei der er eine Rede hielt und wir haben uns vorher und nachher unterhalten. Er machte auf mich den Eindruck eines intelligenten, ruhigen, ausgeglichenen Menschen, nicht künstlich höflich oder freundlich, sondern sehr natürlich, und er stellte mir Fragen über Aspekte, die ihn offensichtlich wirklich interessierten. Im Übrigen interessiert mich natürlich immer, was kulturell in Österreich und in Deutschland so vorgeht.

10. Die Kunst einer glücklichen Liebe und die Liebe zur Kunst: Ewigkeit, ewiges Leben und »Ich muss darüber nachdenken«.

Sie haben immer sehr offenherzig über Sexualität geredet und publiziert, auch über erotische Filme zum Bespiel. War schon Ihr Elternhaus bei diesem Thema aufgeschlossen oder hat sich diese Offenheit erst im Kontakt mit der psychoanalytischen Ausbildung entwickelt?

Mit meinem Vater habe ich eigentlich nie über Sex und Liebe gesprochen …

Sind Sie aufgeklärt worden von Ihren Eltern, wie das früher hieß?

Nein, meine Kenntnisse auf diesem Gebiet stammten von Unterhaltungen mit Schulkameraden und wie gesagt hatte ich ja diese romantische Beziehung im Alter von zehn Jahren mit Berta …

… aber das war noch keine sexuelle Beziehung …

… natürlich nicht, der Höhepunkt war, dass ich sie einmal im Park geküsst habe, und das waren dann Erinnerungen für Jahre. In meiner Jugend hatte ich dann in Valparaiso die erst sexuelle Beziehung mit vierzehn Jahren. Meine Mutter hat das damals vollkommen unterstützt. Wenn ich meiner Mutter sagte: »Wir brauchen die Wohnung. Du musst jetzt ins Kino gehen«, ging meine Mutter immer brav ins

Kino. Sie kannte das Mädchen, aber das wurde alles sehr diskret behandelt... meine Freundin kam, wir haben einen wunderschönen Nachmittag zusammen verlebt und ich habe sie dann nach Hause gebracht. Und wenn ich dann nach Hause zurückkam, war meine Mutter schon wieder da und fragte: »War es schön?« Und ich sagte: »Wie immer wunderschön.« Das war alles. Sie hat mir da also völlige Freiheit gelassen. Paulina fragte mich immer: »Hätte sie dasselbe getan, wenn du eine Tochter gewesen wärest?« Und ich habe immer geantwortet, dass sie das, so wie ich meine Mutter kenne, bei einer Tochter genauso gemacht hätte. Sie war in dieser Beziehung vollkommen liberal und ich hatte nie das Gefühl, dass da irgendwelche Verbote im Weg standen. Das Ganze war einfach kein Problem. Das einzige Problem war, dass die Liebesbeziehung sich abschwächte, als ich nach Santiago ins Windsor-College übersiedelte, und am Ende ganz aufhörte. Ich bekam auch deswegen mit der Zeit Bedenken, weil sie mir nach ein paar Jahren nicht mehr so intelligent zu sein schien, wie ich ursprünglich gedacht hatte. Ich hatte aber Schuldgefühle, diese Beziehung zu beenden, und redete darüber mit Hans Aufrichtig, denn mit ihm sprachen wir auch über Liebe und Sexualität. Ich war damals sechzehn Jahre alt. Er sagte, Freundschaft und Liebe entwickelten sich, man lerne sich immer besser kennen, merke dann auch, ob man übereinstimme oder nicht. Wenn man genügend gemeinsame Interessen habe, dann könne man sich in so jemanden verlieben, und das sei dann eine stabile Beziehung. Diese Erfahrung würde ich im Laufe der Jahre schon noch sammeln. Auch Hans Aufrichtig war sehr tolerant. Als die Freundschaft noch lief, gab es da übrigens noch einen anderen Jungen, der sich für sie interessierte. Der reagierte sehr aggressiv mir gegenüber und ich nehme an, meine Freundin hat sich gefreut, dass sich da zwei um sie streiten. Hans Aufrichtig entschied: »Gut, das wird jetzt durch einen Zweikampf geklärt. Jeder bekommt jetzt Boxhandschuhe, es wird ein Boxkampf ausgetragen und ich bin Schiedsrichter.« Wir haben dann geboxt und es endete unentschieden. Aber danach waren wir friedlicher miteinander, und der andere hat meine Beziehung toleriert. Nachdem ich Schluss gemacht hatte, hatte ich dann ein, zwei Jahre überhaupt keine Beziehung.

Sie haben also kein wildes Frauenleben gelebt …

Nein, nein. Aber ich entdeckte, dass es mir wichtig war, dass Frauen, mit denen ich irgendetwas zu tun haben wollte, intelligent sein sollten. Das habe ich auch Hans Aufrichtig gesagt, woraufhin der entgegnete: »Ja, das müssen Sie eben respektieren, das ist für Sie wichtig. Das ist vollkommen in Ordnung.« – Und dann begann im ersten Jahr des Medizinstudiums die große Liebe zu Yvonne, von der schon die Rede war. Das dauerte auch so etwa zwei bis drei Jahre. Das Ende dieser Beziehung war ziemlich explosiv. Ich arbeitete im Parasitologischen Institut und wir fuhren als Medizinstudenten, zusammen mit Psychologen und Sozialarbeitern, immer mal wieder für ein paar Tage freiwillig in die Berge, um die arme Landbevölkerung in Hygiene zu unterrichten. Bei einem dieser Ausflüge war eine Sozialarbeiterin dabei, Theresa. Ich muss Sie daran erinnern, dass ich ja mit Yvonne immer diese Frustration erlebte, dass sie sich jeder sexuellen Annäherung vollkommen verweigerte – und die Theresa, das war ganz das Gegenteil, die war vollkommen offen, und ich hatte da eine perfekte Sexualbeziehung. Als ich dann zurück nach Santiago kam, dachte ich mir, also jetzt geht das mit Yvonne nicht mehr. Also habe ich ihr gesagt: »Ich hatte jetzt gerade eine sexuelle Affäre mit einer Frau, die sehr zufriedenstellend war, also ich glaube, jetzt ist der Moment gekommen, in dem wir uns eingestehen müssen, dass wir uns sexuell nicht verstehen. Ich respektiere, wie du bist, aber unsere Beziehung ist zu Ende.« Auch unsere Freunde akzeptierten das. Ich hatte dann ein paar Monate eine Beziehung mit Theresa, aber das funktionierte auf Dauer nicht. Wir hatten eigentlich sehr wenig Interesse für einander, abgesehen von Sex. Daher war klar, dass das nicht weitergehen würde. Anschließend hatte ich zunächst wieder keine Beziehung. Doch dann entwickelte sich so eine intellektuelle Beziehung mit einer psychoanalytischen Kandidatin, die ich im Psychoanalytischen Institut kennengelernt hatte. Das war eine hochintellektuelle Beziehung, aber mit einer sehr aggressiven Frau, und wir zerstritten uns sehr schnell. Übrigens hasste mich diese Frau ihr ganzes Leben lang. Das war fast komisch. Beim ersten Internationalen Psychoanalytischen Kongress, bei dem ich eine Arbeit vorstellte, 1975 in London, setzte sie sich demonstrativ in die erste Reihe. Nach dem Vortrag ging ich auf sie zu und fragte: »Ruth, wie fandest du denn meinen Vortrag?« Und sie antwortete: »Schau, die Hälfte deines Vortrags war ichpsychologisch orientiert, davon verstehe ich nichts. Die andere Hälfte war kleinianisch, und davon verstehst du nichts.« Und ich sagte, so ganz ernst: »Ich danke dir für deine Offenheit.« Das also war die Beziehung, die wir hatten.

Aber doch auch lustig.

Ja, es war auch lustig. Erst im Laufe der Jahre entdeckte ich, dass es doch immerhin bedeutete, dass ich noch immer wichtig für sie war, denn sonst hätte sie mich nicht mit dieser hasserfüllten Art behandelt.

Wobei diese Antwort nach meinem Empfinden nicht hasserfüllt ist, sondern eigentlich kokett.

Ja, der Akzent war, du sprichst über etwas, von dem du nix verstehst.

Was ist sexuelles Glück für Sie?

Sexuelles Glück ist eine volle Beziehung mit einer Person, in die man verliebt ist. Ich glaube nicht, dass Verliebtsein nur etwas für Jugendliche ist, das dann verschwindet und nur noch in Romanen und Filmen vorkommt. Ich glaube, dass Verliebtsein zu jeder tiefen Liebe gehört und dann da immer mal wieder aufleuchtet. Natürlich ist Verliebtsein kein Dauerzustand. Es ist ein leidenschaftlicher Zustand einer intensiven Liebe, die eine feste, tiefe, dauerhafte Beziehung begründet, in der sich ein intimes Verstehen im ganz alltäglichen normalen Leben abspielt. Wenn man ganz intensiv erlebt, was man vom anderen, von sich, auch von sich als Paar erwartet, sodass man dann dieses tägliche Leben mit unterschiedlichen Interessen und gemeinsamen Interessen aktiv gestalten kann, mit Momenten der Nähe und Momenten unabhängiger Entwicklung, nach denen man wieder zusammenkommt, dann kann man in einer solchen

Beziehung tiefes Glück erleben. Sexuelles Glück, Verliebtsein ist also kein dauerndes Verschmelzen, sondern eine lebendige Beziehung, in der man aber das Gefühl einer permanenten tiefen, liebevollen Vereinigung und Einheit hat. Damit geht auch ein tiefes sexuelles Verstehen einher, eine Freiheit, sexuell miteinander alle eigenen Wünsche und die Wünsche des anderen zu erfüllen, die eigenen sexuellen Fantasien frei auszudrücken und auch zu experimentieren. Dazu gehört aber auch eine Harmonie der spirituellen Einstellungen. Damit will ich nicht sagen, dass man dieselbe Partei wählen muss, aber dass man ein tiefes Einvernehmen darüber hat, was der Sinn des gemeinsamen Lebens ist, wie man sich zu Kindern verhält und die erzieht, wie man den Kontakt mit den unterschiedlichen Familien und Freundeskreisen gestaltet. Dasselbe gilt aber auch für den Umgang mit den unterschiedlichen Ideen und Wertesystemen. Es ist wichtig, dass man sich für die Wertesysteme des anderen interessiert und da mitfühlen kann, sodass, um es zusammenzufassen, eine solche Beziehung auf einer emotionalen Innigkeit und Zärtlichkeit, einer sexuellen Freiheit und einer Harmonie der ethischen und allgemeinen Wertesysteme beruht. Das ist für mich eine glückliche Liebe. Wer das erreicht, sollte dankbar dafür sein, dass er einen Menschen gefunden hat, mit dem er so eine Beziehung erleben kann, ich weiß nicht das deutsche Wort dafür – it's a grace – …

… es ist eine Gnade …

… ja, das ist eine Gnade. Und da gibt es aus meiner Sicht auch ein religiöses Element, denn das ist ja etwas Außerordentliches, was einem da zuteilwird, dass es so eine einmalige Person gibt, und dass sich so eine Person für einen interessiert. Damit sage ich Ihnen etwas ganz Persönliches. Wissenschaftlich gesehen ist das natürlich nur ein Idealzustand und wir können nicht erwarten, dass all unsere Patienten so eine Beziehung erreichen werden, aber menschliche Beziehungen sind fähig dazu und das ist die höchste Form der Liebe, wichtiger als die Liebe zwischen Mutter und Kleinkind. Ich glaube, diese freie, verantwortliche und volle Liebe zwischen zwei Personen ist das Ziel von allem, die letzte Höhe, die das Leben, die Evolution erreichen können. Ich glaube, dass all die affektiven Fähigkeiten, die der Mensch im Laufe seines Lebens entwickelt, sich in einer Persönlichkeit zusammenbündeln, um dann am Ende unter optimalen Umständen eine solche Beziehung zu entwickeln. Das gelingt natürlich nicht immer, aber das ist für mich das größte Glück der Liebe. Meinen Patienten gegenüber ist diese Vorstellung nur ein theoretischer Rahmen, der mir hilft, genauer zu sehen, wo liegen die Probleme und was ich also ansprechen muss.

Worin liegt das ganz Persönliche, das Sie sagen wollten?

In diesem Gefühl, dass es eine Gnade ist. Darüber kann man gar nicht schreiben. Dichter können das ausdrücken und wir spüren und bewundern es, aber das bedeutet natürlich nicht, dass das tägliche Leben immer so ist, wie es uns die Kunst als Ideal vor Augen führt.

In der Kirche Santa Maria della Vittoria in Rom steht die berühmte »Ekstase der heiligen Theresa« von Gian Lorenzo Bernini. Man sieht die heilige Theresa von Avila hingegossen in ihren Ordensgewändern und ein Engel mit goldenem Pfeil zielt ihr ins Herz. Es ist eines der größten Kunstwerke der Barockskulptur. Die heilige Theresa hatte Gottesvisionen von erotischer Kraft und genau diese Sinnlichkeit hat Bernini dargestellt. Ein bekannter Franzose kommentierte das im 18. Jahrhundert mit dem Bonmot: »Wenn das die himmlische Liebe ist, dann kenne ich sie auch«. Das verklemmte 19. Jahrhundert fand die Statue obszön. In Wirklichkeit hat Bernini ergreifend ein leidenschaftliches religiöses Erlebnis präzise dargestellt und Sie sprachen ja gerade davon, wie das leidenschaftliche Erlebnis voller Liebe die religiöse Sphäre berührt …

Das stimmt, glückliche Liebe enthält die Fähigkeit zu einer solchen Leidenschaft, was nicht bedeutet, dass diese Leidenschaft dauernd anhält. Sie ist eher episodisch. Der französische Philosoph Georges Bataille, von dem es auch manche erotische und pornographische Schriften gibt, beschreibt Ekstase im Erotischen und Religiösen. Man müsse sich einerseits in der materiellen Realität mit klaren Raum- und Zeitgrenzen zurechtfinden, aber andererseits gebe es Momente, in denen man sich erlebe in einem vollkommenen Verlieren aller Grenzen und nur in einem zeitlosen, grenzenlosen, unendlichen Traum der Ekstase existiere. Wenn man nur in so einer irrealen Welt lebe, sagt Bataille, werde man verrückt, lebe man dagegen nur in der materiellen Welt, verarme das Leben. Um das volle Leben zu leben, müsse man in beiden Welten leben. Orgasmus sei eine Kostprobe der Ekstase, die allen Menschen möglich sei, aber als solche von vielen überhaupt nicht wahrgenommen werde.

Sehen Sie das auch so?

Ja, ich sehe auch, dass erotische und ekstatische Leidenschaft intim miteinander verbunden sind.

Sie teilen also nicht die Glas-Wasser-Theorie, dass Sex bloß ein Bedürfnis ist wie andere auch: Wenn man Hunger hat, isst man, wenn man Durst hat, trinkt man ein Glas Wasser, und wenn man Appetit auf Sex hat, hat man mit wem auch immer Sex? Wie sehen Sie eine solche Haltung?

Als wichtige Pathologie. Die Unfähigkeit, Zärtlichkeit und Sex zu verbinden, ist ein typisches neurotisches oder charakterologisches Problem, das behandelt werden muss. Bei der Untersuchung unserer Patienten fragen wir immer nach Liebe und Sex. Und da gibt es dann die Fragen: Haben Sie eine Paarbeziehung jetzt oder schon je gehabt? Wie lange? Waren Sie verliebt? Lieben Sie diese Person? Und wie ist die Beziehung im täglichen Leben? Im Sexuellen? Im Spirituellen? Wenn es da nur Sex gibt und keine wirkliche menschliche Beziehung, dann ist das pathologisch.

Wir hatten ja schon einmal über die neuen Medien gesprochen, die narzisstisches Verhalten fördern. Statistiken sagen, die meistgesehenen Sei-

ten im Internet seien die Pornografieseiten. Auch das geht ja dann tendenziell in eine pathologische Richtung.

Ich sehe Pornografie als die Möglichkeit sexueller Befriedigung mit Verleugnung der Wichtigkeit aller emotionalen Beziehungen. Es ist sozusagen eine fantasierte Befreiung von der eigenen Problematik, niemanden wirklich lieben zu können. Das ist ja auch typisch für narzisstische Persönlichkeiten: Sie können niemanden lieben, aber sie können großen Sex haben und sich stundenlang Pornografie ansehen. Sex ersetzt da emotionale Beziehungen, aber ist auf diese Weise auch nie zufriedenstellend. Sex muss deswegen dann dauernd wiederholt werden, sonst ist da eine Leere, die man nicht aushält. In Wirklichkeit aber ist das größte Vergnügen, wenn Sexualität und Liebe zusammengehen.

Was ist Liebe?

Sie haben mich doch eben nach der glücklichen Liebe gefragt …

Nein, ich habe Sie nach sexuellem Glück gefragt und Sie haben auch darauf geantwortet, aber es stimmt, dass Sie dann am Ende Ihrer Antwort von der glücklichen Liebe gesprochen haben. Es hat mich beeindruckt, dass für Sie Sexualität so selbstverständlich mit Beziehung, mit Liebe zu tun hat, dass Sie Fragen dazu gar nicht getrennt beantworten …

Es gibt übrigens auch Liebe zu Objekten, zu Kunst, die immer ein schmerzhaftes Element hat, das Mitschweben mit der emotionalen Botschaft der Kunst, die einen zwar befriedigt, aber dennoch bleibt das schmerzliche Gefühl, dass sie von einem getrennt ist. Man kann teilhaben an der Kunst, aber sie gehört doch nie zu einem selbst.

So habe ich Sie erlebt, als Sie mit mir durch das Museum Ludwig in Köln gegangen sind, nicht wie einen Bildungsbürger, der sich ansieht, was man mal gesehen haben muss, sondern im Grunde wie einen Verliebten. Sie waren immer wieder begeistert und hingerissen, wenn Sie da auf einen alten Bekannten – Künstler – trafen …

Ich liebe Kunst. Es gibt Kunstwerke, denen ich nicht widerstehen kann. Es gibt sicher auch manche, da toleriere ich bloß, wenn mir da alles Mögliche vorgesetzt wird …

Ich kann mir vorstellen, dass es Kunstwerke gibt, vor denen Sie bis zu Tränen gerührt sind …

Das stimmt, wenn ich allein bin, traue ich mich zu weinen. Wenn jemand da ist, dann bin ich kontrolliert, aber wenn ich allein bin, kann ich es mir leisten, meinen Gefühlen freien Lauf zu lassen. Ich drehe mich dann um, sehe, es ist niemand da, in Ordnung … Das ist eines der tiefsten Gefühle, das mich mit meiner jüngsten Tochter Adine verbindet, die genau dasselbe hat und heute für ein Museum arbeitet. Wie Adine ungefähr elf Jahre alt war, habe ich mit ihr eine Woche in Paris verbracht, und diese Zeit gehört zu den schönsten Momenten meines Lebens. Wir sind von Museum zu Museum gegangen, haben uns nur ganz wenige Bilder angesehen, aber standen dann lange davor und sprachen darüber. Wir haben das nur unterbrochen, um mittags und abends etwas zu essen. Es war – ich glaube für uns beide – ein absolut perfektes Erlebnis.

Ihre Frau Paulina hat insbesondere über Kinder aus Scheidungsfamilien gearbeitet. Wie sehen Sie selbst die Auswirkungen der zunehmenden Trennungen von Partnerschaften? Sehen Sie das eher als einen Freiheitsgewinn, oder sehen Sie das eher als eine Belastung des Lebens?

Paulina hat im Laufe der Jahre immer stärker das Gefühl bekommen, dass Scheidungen für die Kinder so gut wie immer traumatisierend sind, und je jünger die Kinder, desto mehr. Deswegen setzte sie sich dafür ein, die Problematik der Eltern nach Möglichkeit therapeutisch zu lösen, um Scheidungen zu vermeiden. Sie wurde dafür sehr angegriffen, als sei sie reaktionär. Aber sie hatte gute empirische Beweise. Natürlich wusste sie auch, dass es Ehen gibt, die für die Kinder so schlecht sind, dass Scheidung die bessere Lösung ist. Paulinas Einstellung war, dass geschiedene Eltern die Pflicht haben, weiter ein Team für ihre Kinder zu sein, damit die Kinder erleben können, die Eltern lieben sie weiter. Und sie machte sehr klar, dass es besonders traumatisierend für die Kinder ist, wenn die Eltern die Kinder sozusagen als Soldaten in ihrem Kampf gegeneinander einsetzen.

Was ist die Kunst einer guten Partnerschaft?

Wie ich schon sagte, man muss eine gute Beziehung in den drei Hauptgebieten entwickeln, also erstens ist eine gute sexuelle Beziehung immer wichtig, dann eine Freude am Gestalten des täglichen Zusammenlebens und drittens eine Gemeinsamkeit der Wertesysteme, dessen, was man als den Sinn des gemeinsamen Lebens ansieht. Es ist aber auch ganz einfach wichtig, dass man verliebt ist und diese Verliebtheit dann im Laufe der Beziehung zur Liebe reift, die dann auch beständig bleibt, wenn die anfänglichen Idealisierungen irgendwann enttäuscht werden. Und dann gibt es ganz praktische Regeln: Vor allem, dass man sich gegenseitig respektiert und zwischen den Partnern eine wahre Gleichheit besteht, dass also in der Partnerschaft keine Monarchie herrscht, sondern sozusagen ein demokratisches politisches System mit einem gemeinsamen Sinn für Gerechtigkeit und Spielregeln darüber, wie man Konflikte löst. Dabei ist die Erkenntnis nützlich, dass jeder von beiden einerseits irgendwelche Schrullen hat, die man nun mal nicht ändern kann und deswegen respektieren muss, aber dass andererseits jeder auch problematische Seiten hat, die er ändern kann. Beides muss man genau unterscheiden. Und dann darf man die eigene Vorstellung, was richtig und was falsch ist, wie eine Ehe zu sein hat und wie nicht und wie man sich verhalten soll und wie nicht, nicht als Universalgesetz betrachten. Man muss sich vielmehr dafür interessieren, wie die Vorstellungen des anderen dabei sind. Das muss man dann offen diskutieren, damit man am Ende einen gemeinsamen Weg findet, wie man das tägliche Leben gestaltet. Man muss auch die Arbeit gerecht verteilen. Dann aber ist es wichtig, die Liebe, die man füreinander fühlt, auch auszudrücken, indem man den Partner mit kleinen Gaben und unerwarteten liebesbedingten Aktionen überrascht, die dieses Liebesverhältnis sozusagen illustrieren. Im Übrigen muss man verstehen, dass die Person, die einem am nächsten steht, die ist, von der man sich zugleich am schwersten verletzt fühlen kann, wenn sie einen kritisiert, aber dass man trotz dieses Schmerzes sich die Kritik anhören und überlegen muss, ob das nicht doch stimmt. Und auch umgekehrt muss man sich bewusst machen, dass man gegenüber dem Menschen, den man liebt, vielleicht manchmal die heftigste Kritik hat, dass diese Kritik aber dann so einfühlsam beigebracht werden muss, dass sie toleriert werden kann. Man sollte sich generell auch nicht sofort angegriffen fühlen, sondern Kritik als Chance für eine gute Veränderung sehen. Außerdem ist es wichtig, dem anderen die Freiheit für eigene Initiativen und unterschiedliche Interessen zu lassen, während man gleichzeitig auch Zeit für sich beansprucht. Schließlich sollte man auch wissen, dass es normal ist, in schlimmen Momenten auch mal das Gefühl zu haben, es könnte schön sein, einen anderen Partner zu haben, aber man sollte das dann nicht ausleben.

Man erlebt nicht selten Paare, die sitzen sich gegenüber, sind beide in ihr Smartphone vertieft und reden nicht miteinander. Sehen Sie das als Problem?

Das ist kein Problem, sondern die schlechte Lösung eines Problems, nämlich, dass man sich offensichtlich nichts mehr zu sagen hat. Man kann den anderen ja nicht zwingen, mit einem zu sprechen. Man redet nur mit einem anderen Menschen, wenn man sich dafür interessiert, was mit dem anderen los ist, oder wenn man glaubt, der andere interessiere sich für das, was in einem selber vorgeht. Wenn man aber kein Interesse am anderen hat, dann ist das Smartphone eine wunderbare Lösung. Wenn es also einen Partner stört, dass der andere dauernd aufs Smartphone schaut, muss er sich fragen: Liegt das daran, dass der sich für mich nicht interessiert oder freut er sich einfach an seinem Smartphone und glaubt, zwischen uns ist alles in Ordnung, darum muss er sich nicht weiter kümmern. Vielleicht kann die Frage nützlich sein: Was kann ich machen, um interessanter für ihn zu sein, aber auch: Interessiere ich mich eigentlich genug für ihn, sodass er mir erzählen könnte, was ihn gerade mit seinem Smartphone beschäftigt. Wenn man etwas mit dem anderen zu besprechen hat und der hört einem nicht zu, weil er mit seinem Smartphone beschäftigt ist, dann ist das natürlich ein Problem. Aber sich zu zwingen, dauernd miteinander zu reden, ist eine Pseudo-Lösung. Unter normalen Umständen sollte das alles kein Problem sein, wenn man sich vertraut: Wenn der andere etwas zu sagen hat, wird er es schon sagen, wenn er nichts sagt, bedeutet das nicht, dass er mich nicht liebt.

Ihre jetzige Frau Kay, die irischstämmige Katholikin ist, haben Sie in einem jüdisch-katholischen Ritus geheiratet. Ich habe den Eindruck, dass das Ihr Interesse an der Religion intensiviert hat. Freud hat Religion einmal als kollektive Zwangsneurose bezeichnet. Teilen Sie die Ansicht Freuds?

Nein, absolut nicht. Ich glaube, da war Freud ganz einfach ein Kind seiner Zeit, kulturell-bedingter Atheist. Was er in seinem Buch »Die Zukunft einer Illusion« geschrieben hat, steht ja ganz im Gegensatz zu seinen Behauptungen, dass das Unbewusste immer das Bewusste überschattet und nie aus dem Weg geschafft werden kann. Hier sagt er plötzlich: Doch, die Vernunft spricht leise, aber sie wird uns auf Dauer helfen, über die Vorurteile der Religion, die Überbleibsel kindlicher Problematik sind, hinwegzukommen.

»Die Zukunft einer Illusion« fand ich schwach und ich muss gestehen, ich habe auch zum Beispiel das immer hochgepriesene »Totem und Tabu« eher langweilig gefunden. Da wird aus einem einzigen Literaturzitat, nämlich James Frazer, eine ganze fantastische Theorie gesponnen. Ich finde Nietzsches Atheismus viel fundierter begründet als das, was Freud zu dem Thema beizutragen hat.

»Totem und Tabu« fand ich interessant, da gibt es schon Ideen über Leitung und Gruppenpsychologie, die wichtig sind, aber das Buch über Religion ist flach, diese Sicht teile ich nicht. Die erste Generation von Psychoanalytikern, das waren alles Atheisten, ohne darüber nachzudenken. Es galt einfach: Man wird Analytiker und befreit sich von jeder Religion. Niemand hat darüber näher nachgedacht, das schien mir schon immer fragwürdig.

Manche halten die Psychoanalyse für eine Art Ersatzreligion. Wie sehen Sie das?

Es besteht immer die Gefahr, dass sie es wird, aber sie sollte es nicht sein. Die Psychoanalyse ist eine Wissenschaft, wobei Wissenschaft für mich nicht nur das ist, was man auf mathematische Formeln bringen kann. Wenn Psychoanalyse zur Glaubensgemeinschaft wird, dann ist das eine gefährliche Verzerrung der Wissenschaft. Vor Jahren hat eine katholische Hochschule in München psychoanalytischen Instituten angeboten, an dieser Hochschule eine Ausbildung in Psychoanalyse einzurichten. Ich wurde als Sachverständiger gefragt, was ich dazu denke, und ich fand das selbstverständlich eine ungeheure Gelegenheit, wieder zurück ins universitäre Milieu zu gelangen. Darauf kam von den Funktionären der psychoanalytischen Institute die Reaktion, man dürfe sich nicht der päpstlichen Autorität unterwerfen, Psychoanalyse sei eine revolutionäre Bewegung, eine eigene radikal progressive revolutionäre Weltanschauung, die dem theokratischen Autoritarismus radikal entgegengesetzt sei. Und deswegen haben die die Offerte zurückgewiesen. Ich fand das einfach dumm.

Richard Dawkins, ein Biologe aus Oxford, hat vor Jahren ein Buch mit dem Titel »Der Gotteswahn« geschrieben, in dem er, ausgehend von seiner biologischen Kompetenz, Religion für Unsinn erklärt. Was halten Sie von einem solchen Ansatz?

Das ist Dummheit. Ich finde, dass die offene Systemtheorie eine sehr gute Basis ist, lebendige Systeme zu untersuchen, Zellen, Körper, aber auch Institutionen und menschliche Gesellschaften. Um zu überleben, bedarf es da immer eines Austauschs mit der Umwelt und man hat unterschiedliche Ebenen zu beachten. Unter psychoanalytischer Sicht gibt es eine biologische Basis, die Fähigkeiten des Verhaltens und subjektiven Empfindens entwickelt, was dann auf eine rein psychologische Ebene führt und auf diese Ebene bauen dann die spirituellen Fähigkeiten des Menschen auf. Man kann den Menschen nicht auf das Biologische reduzieren.

Für Analytiker ist es ja schwierig, über die Analyse hinaus noch eine sozusagen nichtanalysierbare Wirklichkeit anzunehmen. Doch wenn eine Theorie scheinbar alles, also das Ganze, erklärt, droht sie nicht nur in der Theorie, sondern auch in der Praxis totalitär zu werden. Gibt es für Sie noch etwas »Darüber hinaus«, etwas Transzendentes?

Ja, natürlich gibt es etwas Transzendentes. Nicht alles Menschliche, was wir denken und fühlen, kann direkt auf unbewusste Fantasien zurückgeführt werden. Sagen wir, ein Patient entwickelt während der Analyse eine sozialistische oder nationalistische ideologische Überzeugung oder eine bestimmte religiöse Idee und kommt dann zu komplexen Gedanken, warum ihn das interessiert, es ihn fasziniert und er sich dem widmen will. Wenn das alles nichts mit seiner Symptomatik zu tun hat, sondern sozusagen im freien Teil seines Denkens und Fühlens entsteht, dann habe ich das zu respektieren. Ich höre das, versuche das zu verstehen, aber nicht, weil ich analysieren will, was das mit seiner Kindheit zu tun hat. Ich höre mir das an, weil es mich interessiert, wie er lebt, was seine Lebensziele sind, aber ich bin da mit ihm auf derselben menschlichen Ebene, nicht in einer therapeutischen Rolle. Das ist nicht mehr Gegenstand meiner Behandlung.

Was beeindruckt Sie am Judentum besonders?

Die unendliche Suche nach dem Sinn des Lebens. Die Einteilung des täglichen Lebens in Tausende symbolische Handlungen und Rituale, wobei alles wichtig ist und in Verbindung mit Gott steht. Man ist auf der Erde, um seine religiösen rituellen Pflichten zu erfüllen, die jedem Moment des täglichen Lebens eine Bedeutung geben, aber auch um Gutes zu tun, um die Welt zu verbessern. Das alles wird in einem permanenten Strom des Denkens überlegt, es werden Alternativen bedacht und so entsteht eine dauernde Unruhe und intellektuelle Turbulenz, mit hohem Respekt vor dem, was man wissen kann. Das alles hat es dem Judentum erlaubt, seine geschichtliche Kontinuität zu bewahren, auch wenn es kein Territorium hat und in der ganzen Welt verstreut lebt. Am Judentum beeindruckt mich, dass es mit Mut und Tapferkeit allen Hass, alle Eifersucht, allen Neid und alles Misstrauen ertragen hat und versucht hat, zu überleben. Ich erinnere mich an einen dummen Witz: Die Sintflut wird angesagt und ein Katholik, ein Protestant und ein Jude hören das. Der Katholik geht verzweifelt zur Beichte, um die Sünde, die diese Sintflut verursacht hat, loszuwerden. Der Protestant arbeitet engagiert und effektiv, um alles zu tun, was er in der Zeit, die ihm noch bleibt, machen kann. Und der Jude – untersucht die Literatur nach Unterseeüberlebenden. Ein typischer jüdischer Witz. Das heißt, man tut einfach das, was man unter diesen Umständen eben tun kann, um zu überleben.

Eine pragmatische Lösung.

Eine pragmatische Lösung, ja. Es gibt dazu unzählige jüdische Witze, auch über die Beziehung zu Gott. Gott wird zwar nie genannt, aber man hat da sozusagen eine selbstverständliche alltägliche Beziehung. Ein frommer Jude betet zu Gott: »Lass mich die Lotterie gewinnen, lieber Gott, nur einmal, einmal!« Der Tag der Lotterie kommt – nichts. Er betet weiter: »Habe ich nicht alles getan, was ich sollte? Ich arbeite, ich bete, ich kümmere mich um die Gesellschaft.« Es kommt die zweite Auslosung. Wieder gewinnt er nicht. Jetzt ist er ganz verzweifelt: »Andere gewinnen in der Lotterie, keiner von denen betet so wie ich den ganzen Tag, besucht die Synagoge, tut dauernd Gutes. Wie kannst du mich nur so behandeln, lieber Gott?« – Eine dunkle Wolke, ein Blitz und eine Stimme kommt aus dem Himmel: »Tu mir den Gefallen und kauf dir wenigstens ein Los.«

Sie haben in Ihrer Sturm- und Drangzeit dieses ritualistische Judentum abgelehnt und sind Atheist geworden, aber ich habe den Eindruck, dass Sie in den letzten Jahren doch wieder mehr mit der jüdischen Tradition iden-

tifiziert sind. Gehen Sie eigentlich in die Synagoge, haben Sie da einen seelsorglichen Kontakt in irgendeiner Form?

Eigentlich nicht. Ich würde, wenn eine Synagoge in der Nähe läge, wohl doch hingehen. Doch die Synagoge, der ich angehöre, ist draußen in White Plains, aber ich wohne jetzt in New York und habe praktisch keine Zeit. Als Paulina zehn Jahre tot war, habe ich in der Synagoge eine Gedenkfeier organisiert und vorher mit dem Rabbiner besprochen, ob es ihm Recht sei, dass ich das in der Synagoge mache und alle Freunde dazu einlade. Und er reagierte ganz offen: »Selbstverständlich.« Ich erklärte ihm dann: »Wie Sie wissen, erscheine ich hier nicht mal zu den großen Feiertagen, denn ich habe wirklich keine Zeit. Das klingt wie eine dumme Erklärung, aber ich sage Ihnen das ganz ehrlich: Wenn die Synagoge neben meiner Wohnung läge, würde ich da immer wieder mal erscheinen, aber ich möchte nicht die Synagoge wechseln. Ich bin Ihnen dankbar, Sie haben meine Kinder erzogen, meine Frau zum Grab begleitet, ich fühle mich emotional mit Ihnen verbunden, will weiter Beiträge bezahlen, aber das wollte ich Ihnen doch sagen.« Und er erwiderte: »Machen Sie sich keine Sorgen. Glauben Sie mir, dass ich Sie gut verstehe. Mit Ihrer Arbeit schaffen Sie viel Gutes und sehen Sie das einfach als Ihren Beitrag zu den religiösen Pflichten an, die Sie haben.« Das war sehr erleichternd für mich, und er sagte das ganz ehrlich und natürlich.

Sie haben mir mal erzählt, dass Sie Kay in einem jüdisch-katholischen Ritus geheiratet haben. Wie sah der aus?

Kay war nicht kirchlich mit ihrem ersten Mann verheiratet und deshalb konnte sie jetzt katholisch heiraten. Sie wollte auch katholisch heiraten und ich wollte jüdisch heiraten. Also dachten wir: Machen wir das doch nach Möglichkeit beides zusammen! In der jüdischen Religion haben die Kohanim, das waren die Priester, das Recht, Hochzeitsfeiern zu leiten. Unser Freund Martin Bergmann war Kohanim. Er war ein berühmter Analytiker hier in New York. Woody Allen hat ihn in seinem Film »Verbrechen und andere Kleinigkeiten« einen Philosophen spielen lassen. Am Ende seines Lebens schrieb Martin Bergmann ein Buch über Shakespeares Tragödien und sagte da immer: »Der Tod kann mich nicht holen, bevor ich dieses Buch beende.« Und er beendete es tatsächlich ungefähr zwei Wochen, bevor er hundert Jahre alt wurde, lebte dann aber noch ein Jahr. Ein sehr guter Freund von uns, Jesuit und Psychologe, hatte den katholischen Part. Die Feier fand in einem Festsaal der Columbia-Universität statt und es war sehr bewegend. Da saßen nun alle diese Katholiken aus Irland auf der einen Seite und alle die amerikanischen Psychoanalytiker, der größte Teil von denen Juden, auf der anderen. Unser jesuitischer Freund hatte sein Priestergewand angelegt und hielt eine Ansprache, in der er betonte, es freue ihn, die Heirat von zwei Kollegen zu segnen, die beide ehrlich und tief religiös seien und bereit seien, ihren Glauben gemeinsam zu leben. Und Martin Bergmann, damals schon 90 Jahre alt, kam zu Anfang gleich auf den Tod Paulinas zu sprechen und erklärte, Paulina würde es sicher gutheißen, dass ich jetzt Kay heiratete, die eine wunderbare Person sei. Obwohl er das noch nie gemacht hatte, hielt er alle erforderlichen Gebete auf Hebräisch. Nur das Gebet, in dem man schwört, dass man seinen Arm verlieren möchte, wenn man sich nicht darum bemüht, Jerusalem wieder zu besitzen, ließ er aus.

Was beeindruckt Sie am Christentum?

Einerseits der Glaube an die Liebe Gottes für die Menschheit und die Personifizierung Gottes in der Figur von Jesus, andererseits eine Moral, die in der verrückten Welt des Römischen Reiches die persönlichen Liebesbeziehungen im Rahmen der Ehe von allem Anfang an verteidigt hat. Die katholische Erziehung zu einem moralischen Verhalten war für mich immer ein wichtiger Faktor gegen die Verrohung des sozialen Lebens. Ich schätze auch im Gegensatz zum jüdischen Glauben, der sich ja sehr mit Ritualen des täglichen Lebens befasst, dass die katholische Moral sich mehr darum kümmert, wie man allgemein moralisch handelt, und das habe ich auch bei katholischen Freunden so mitbekommen. Außerdem beeindrucken mich natürlich der Sinn für Kunst und die herrlichen Kathedralen.

Was halten Sie von Papst Franziskus?

Ich bin sehr beeindruckt von ihm und davon, dass er versucht, die soziale Tätigkeit der Kirche stärker zu fördern.

Wie sehen Sie den Missbrauchsskandal in der katholischen Kirche?

Ich reagiere da weniger negativ, denn ich kenne ja dasselbe Problem unter den Psychoanalytikern. Für mich hat das mit autoritären Strukturen zu tun, gegen die dann rebelliert wird, indem man frevelt.

Was ist für Sie der Sinn des Lebens, Herr Kernberg, wenn es geht, ganz kurz?

Arbeiten und lieben. Der fundamentale Zweck ist, Spaß zu haben. Und die beste Art, Spaß zu haben, ist, zu lieben und zu arbeiten.

Wenn man so alt ist wie Sie, dann sind schon viele gute Freunde tot. Glauben Sie an ein ewiges Leben? Ich meine mit ewigem Leben nicht, dass das Leben dann immer so weitergeht wie bisher, sondern ich meine damit eine Existenz, die die Zeit sprengt, die keine zeitliche Dimension hat, die zwar auch nach dem Tod noch da ist, aber Ewigkeit in diesem Sinne ereignet sich für mich schon, wenn ich das »Laudate Dominum« aus den »Vesperae solennes de Confessore« von Wolfgang Amadeus Mozart höre. Das sprengt die Zeit.

Wenn ein Künstler ein Bild malt, in dem seine Persönlichkeit vollkommen erscheint und etwas allgemein Menschliches, und das wird dann tausend Jahre später gesehen, und was er sagen wollte, ist noch ganz klar, und man hat eine Beziehung mit ihm, wenn man das Bild sieht – an diese Ewigkeit durch Kunst glaube ich auch. Das ist eine Realität. Ich erinnere mich, vor vielen Jahren im Louvre eines Abends – ich war da fast ganz allein im Louvre – ganz kleine Skulpturen, syrische Skulpturen gesehen zu haben, aus einer Zeit irgendwann zwei- bis dreitausend Jahre vor Christus, die hatten etwas Delikates, Zartes, Erotisches, aber gleichzeitig Keusches. Und die waren einfach wunderschön. Ich glaube, dass ich das Gefühl mitfühlen konnte, mit dem diese Künstler zweieinhalbtausend Jahre vor Christus ihre Liebesgefühle zeigen konnten, diese Ewigkeit, und das kann, falls es nicht zerstört wird, noch in tausend Jahren genauso da sein. An die Ewigkeit der Kunst glaube ich, das gilt auch für Musik, für Literatur, für alle gestaltenden Künste. Aber ich kann mir nicht vorstellen, ich denke an die Persönlichkeit, die Essenz von Paulina, dass das auch da ist, wenn keiner von denen mehr da ist, die sie kannten …

Aber Gott ist da …

Was gibt uns die Sicherheit, wenn Gott da ist, dass er das behalten will?

Wenn er kein Monster ist und wenn Gott die Liebe ist, dann schafft er Menschen, die lieben. Und ich glaube, dass Liebe so ähnlich die Zeit sprengt wie das »Laudate Dominum« aus den »Vesperae solennes de Confessore«, oder die kleinen syrischen Skulpturen im Louvre.

Die Existenz eines denkenden Gottes, der Erinnerung an Menschen behalten kann, Erinnerung an Millionen von Menschen …

… Sie finden es doch schon staunenswert, dass er dieses kleine hochkomplizierte Gehirn zielgerichtet gemacht hat, und das gibt es ja milliardenfach … Wenn er so etwas kann, warum soll er dann nicht Milliarden Menschen in Erinnerung behalten?

Das stimmt.

Und wenn er kein Monster ist, sondern wenn er in uns die Möglichkeit angelegt hat, so etwas Wunderbares zu erleben wie die Liebe und die Kunst, warum soll er die Ahnung von Ewigkeit in uns anlegen, die dann doch am Ende ins Leere geht? Am Grabe eines geliebten Menschen ist die Vorstellung für mich kontraintuitiv, dass das jetzt nur noch mehr oder weniger tote chemische Substanzen sein sollen.

Ich kann da nicht folgen. Ich verstehe, was Sie sagen, und es ist sehr vernünftig. Aber ich muss darüber nachdenken. Diese drei Bilder da an der Wand sieht fast niemand hier, weil sie so zart sind. Immer wieder, wenn ich da ganz nah herangehe, habe ich eine Kommunikation mit Paulina. Sie kaufte diese Bilder, als sie schon wusste, dass sie sterben würde, und wollte, dass ich sie in meiner Praxis aufhänge. Sie wollte für mich noch alles schnell ausstatten. Sie sprach nie darüber, sie kaufte die Bilder nur, hat sie eingerahmt und aufgehängt. Und vielleicht waren wir einfach zu vorsichtig, um drüber zu sprechen, denn wir wussten beide, dass diese Malereien aus dem letzten Jahr von Paul Klee stammten. Da machte er sehr eindrucksvolle Sachen. Seine Bilder aus dem letzten Lebensjahr sind das Beste von Klee, sie sind auch sehr traurig. Ich habe ihn wirklich gerne.

Vielleicht liegt die Differenz zwischen uns auch nur in Worten. Jedenfalls sind wir uns im Erleben von Kunst sehr nahe.

In der Kunst versteht es der gute Künstler, uns Wichtiges über sich selbst und über das Leben mitzuteilen, und uns damit direkt zu berühren. Auch wenn er selbst vielleicht gar nicht genau weiß, was er uns da weitergibt, er tut es und es bereichert unser Leben. Da entsteht dann durch das Bild eine Beziehung zwischen ihm und uns. Es ist immer eine Beziehung. Das sagt Goethe so schön in Ottiliens Tagebuch in den »Wahlverwandtschaften«: Wenn man von Wäldern und Feldern und Bergen und Blumen umringt ist, so sind das schöne Anblicke, aber wenn man das mit einer geliebten Person zusammen erlebt, dann wird aus all diesen schönen Anblicken ein Paradies. Das hat mich sehr beeindruckt.

Was bedeutet ganz allgemein Kunst für Sie?

Kunst ist ein sehr weiter Begriff. Manche Künste sagen mir relativ wenig. Ich liebe Musik, aber es ist nicht etwas, das fundamental in meinem persönlichen Leben ist. Ich liebe auch Bildhauerei, aber auch das hat nicht diese persönliche Wirkung. Bilder haben für mich diese Wirkung und Bücher, also Literatur. Und manche Bücher haben mein Leben ganz entscheidend beeinflusst, manchmal ganz einfache Romane.

Was war für Sie das eindrucksvollste Leseerlebnis?

Als Jugendlicher las ich den »Zauberberg« von Thomas Mann, mich hat diese Entwicklung von Hans Castorp fasziniert. Es ist mir fast unmöglich zu sagen, was das alles in mir auslöste. Als ich eine Literaturprofessorin in Kärnten kennenlernte, die kritisch über Thomas Mann herzog, hat mich das überhaupt nicht beeindruckt.

Und was ist mit den Bildern?

Ich erlebe, dass mir in Bildern eine unmittelbare emotionale Einsicht in das Leben gezeigt wird, die mich berührt, mir das Gefühl gibt, ja so ist es, und es ist wunderbar, dass man das so ausdrücken kann, sodass das jemand verstehen kann. Ich habe dieses kleine Bild von David Lund sehr gern. Es ist natürlich eine Idealisierung, wenn der Mond in Maine während der Nacht auftaucht und dann alle die merkwürdigen Bilder auf die Wolken wirft, aber ich kenne die Situation genau und weiß, dass das eine fantastische Übertreibung ist, aber sie stimmt. Es gibt ein kleines Bild von Henri Matisse, das einen Platz in Italien darstellt, es ist Siesta-Zeit, im Vordergrund des Zimmers sieht man eine Vase mit drei kleinen Rotfischen. Es ist ein sehr bekanntes Bild, das im Louvre hängt. Und ich kann das immer wieder anschauen. Es ist die innere Ruhe, die das ausstrahlt, sich in schöner Umgebung in Ruhe um die Welt kümmern zu können, das ruft bei mir dieses Bild wach. Und dann ergreift mich immer wieder »Der Triumph des Todes« von Pieter Breughel dem Älteren im Prado in Madrid. Da sieht man die Kolonnen des Todes marschieren, die alles überwältigen. Vorne, ganz klein, sieht man, da ist ein König, der nach seiner Krone sucht, die ihm vom Kopf gefallen ist, man erblickt einen Kaufmann, der seine Geldscheine zusammensucht, und ganz klein in der Ecke, da sieht man ein Liebespaar, die sitzen da ganz ruhig, er spielt Violine und sie hört ihm zu, die sind gefasst, sie wissen, sie können dem Unheil nicht entrinnen, aber solange sie leben, wollen sie beieinander sein. Das steht natürlich ganz im Gegensatz zu dieser überwältigenden Armee, die alles zerstört und zugrunde richtet. Dieses Bild zeigt, dass Tragödie, Unglück, Zerstörung, Aggression unvermeidlich sind, aber dass man sie überwinden kann durch tapferes Einstehen für Liebe, für Werte, für das Leben. Man sieht da einen Protest, der auf die Dauer nutzlos ist, aber in seinem Ausüben volle Bedeutung für das richtige Leben hat.

Was ist Glück für Sie?

Wenn ich eine schwere Arbeit, die mit vielen Schwierigkeiten verbunden war, mit Erfolg erledigen konnte und das Gefühl habe, jetzt habe ich es geschafft, etwas Neues hervorzubringen, etwas, das Wert hat, und das zu machen ich fähig war. Das hinterlässt in mir ein Gefühl ruhiger Zufriedenheit, und das ist ein wichtiger Aspekt des Glücks. Glück stellt sich aber auch ein in der Beziehung zu Werten, zur Religion, zur Kunst. Und es gibt auch anderes, was mir zustößt und mich glücklich macht, zum Beispiel, wenn ich mich mit Freunden treffen kann, wir uns aussprechen und wir beide haben das Gefühl, wir haben unsere Welt erweitert. Und das größte Glück ist für mich natürlich die große Intensität meiner Beziehung zu Kay.

Mit wem würden Sie sich gerne noch mal unterhalten?

Mit Wolf Biermann. Ich liebe Biermann, seine Gedichte, sein ganzes Leben, seine Autobiografie, aber ich hatte nie ein Foto von ihm gesehen. Deswegen saß ich zwar einmal im Hotel Savoy in Berlin ihm gegenüber und er sah mich dauernd an, aber ich erkannte ihn nicht. Ich habe mich nachher sehr geärgert. Wenn ich das gewusst hätte, hätte ich ihn sofort angesprochen.

Wie möchten Sie sterben?

Am liebsten, wenn das möglich wäre, schön im Schlaf, ganz ruhig.

Kurzer Lebenslauf

Geboren am 10. September 1928 in Wien.

Schulbesuch in Wien bis zum Mai 1938, dann Schulverweis durch die Nazis.

Ausreise aus Österreich am Abend des 16. Juli 1939 über Italien nach Chile.

Ankunft in Chile nach 30-tägigier Schiffsfahrt von Genua aus am 21. Januar 1940.

Erst Schulbesuch in Valparaiso, dann für zwei Jahre im Internat des Windsor-College in Santiago de Chile, anschließend zwei Jahre im Instituto Nacional in Chile, dort Abitur 1947.

1947–1953 Medizinstudium an der Universidad de Chile in Santiago. Medizinisches Staatsexamen am 31. Dezember 1953.

Januar 1954 Heirat mit Paulina (geb. 1935, gest. 2006).

1954–1956 Facharztausbildung bei Professor Matte Blanco in Santiago.

1956–1959 Assistent Professor bei Professor Matte Blanco.

Juli 1959–Juli 1960 Stipendium der Rockefeller Foundation, Johns Hopkins Universität Baltimore.

1960–1961 Assistent Professor bei Professor Matte Blanco.

1961–1973 Menninger Foundation Topeka/Kansas.

1973–1976 Columbia-Universität New York, Leiter der Abteilung für Persönlichkeitsstörungen.

1976–1996 Klinikdirektor am New York Hospital der Cornell Universität.

Seit 1976 Professor für Psychiatrie der Cornell Universität New York.

Seit 1976 Lehranalytiker am Psychoanalytischen Institut der Columbia Universität New York.

1996 Gründung und Leitung des Instituts für Persönlichkeitsstörungen der psychiatrischen Abteilung der Cornell Universität New York.

1997 bis 2001 Präsident der Internationalen Psychoanalytischen Vereinigung.

Oktober 2007 Heirat mit Kay Haran.

Zahlreiche internationale Auszeichnungen, darunter:

Ehrendoktorate der Universitäten von Buenos Aires, Argentinien, Santiago de Chile und Valparaiso, Chile.

Mehrere österreichische Auszeichnungen, darunter das Ehrenkreuz für Wissenschaft und Kunst (1999) und zuletzt das goldene Ehrenzeichen für Verdienste um die Republik Österreich (2018).